ここからはじめる！

薬剤師が解決する ポリファーマシー
Polypharmacy

症例から学ぶ、処方適正化のための介入のABC

平井みどり/編

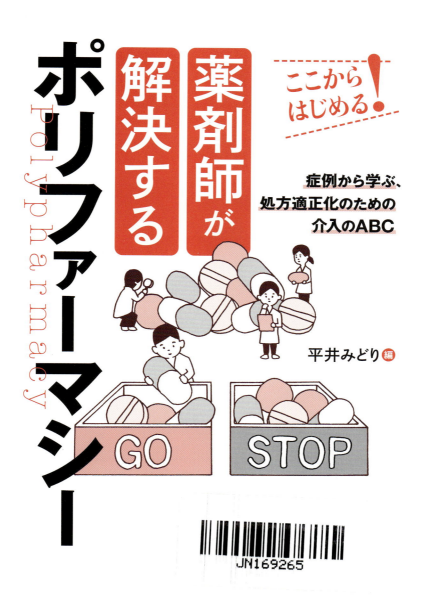

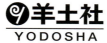
羊土社
YODOSHA

謹告

　本書に記載されている診断法・治療法に関しては，発行時点における最新の情報に基づき，正確を期するよう，著者ならびに出版社はそれぞれ最善の努力を払っております．しかし，医学，医療の進歩により，記載された内容が正確かつ完全ではなくなる場合もございます．

　したがって，実際の診断法・治療法で，熟知していない，あるいは汎用されていない新薬をはじめとする医薬品の使用，検査の実施および判読にあたっては，まず医薬品添付文書や機器および試薬の説明書で確認され，また診療技術に関しては十分考慮されたうえで，常に細心の注意を払われるようお願いいたします．

　本書記載の診断法・治療法・医薬品・検査法・疾患への適応などが，その後の医学研究ならびに医療の進歩により本書発行後に変更された場合，その診断法・治療法・医薬品・検査法・疾患への適応などによる不測の事故に対して，著者ならびに出版社はその責を負いかねますのでご了承ください．

序

　医療技術の急速な発展と生活様式の変化により、日本は現在世界一の長寿国となった。喜ばしい事ではあるが、高齢者は複数の疾患を合併し、複数の診療科・医療機関を受診していることが多く、その結果多種類の処方薬を使用しきれずに、残薬が増え続けることが社会問題となっている。残薬の原因は、単に処方の剤数が多いだけではなく、不要な薬が漫然と投与されていたり、処方薬の重複が放置される、あるいは相互作用による有害事象の可能性など、いわゆるポリファーマシー状態となっている事が多い。2016年の診療報酬改定には「薬剤総合評価調整加算」が新設されており、複数の薬剤の投与について総合的に評価を行い、2種類以上減少した場合の評価が診療報酬に反映されることとなった。このように不適切な多剤使用を解消し、適切な処方の確実な服用・施用を促すことは、薬物治療の質向上に貢献するものであり、特に高齢者医療では必須の活動である。臓器別あるいは専門分化した診療が一般化した現在では、処方を横断的に評価できる薬剤師に、上記のような処方の総合評価と調整が期待されている。

　総合診療医教育の中から指摘されたポリファーマシー問題は[1]、いま薬剤師の間で非常な関心を呼んでおり、学会では必ずと言っていいほどシンポジウム等が開催されている。薬物相互作用は薬学の研究テーマとして確立されたジャンルであるが、そこにポリファーマシー問題が浮上したため、薬剤師の関心に火が付いた感がある。本書では病院および薬局の豊富な症例を踏まえて、多剤併用をどのように読み解き、必要な是正を提案するかを具体的に示している。医師の意見も掲載しており、特に昨年末日本老年医学会から発表された「高齢者の安全な薬物療法ガイドライン2015」については、作成グループ代表の秋下雅弘教授から直々に解説を頂いている。

　病態から患者を診る医師の視線と、薬から患者をみる薬剤師の視線が交差し化学反応を起こすところから、安全で効果的な薬物治療が可能になると考える。昨今の社会情勢に鑑み、薬剤師は今までの殻を破って処方と患者ケアの適正化に向け、新たな一歩を踏み出さねばならない。そのツールのひとつとして、本書がいささかでも役に立てば幸いである。

2016年9月

神戸大学医学部附属病院　教授・薬剤部長
平井みどり

---

1)「提言−日本のポリファーマシー」(徳田安春/編), カイ書林, 2012

ここからはじめる！
薬剤師が解決するポリファーマシー
症例から学ぶ、処方適正化のための介入のABC

目 次

序 .... 平井みどり

第1章 多剤併用の問題点と減薬・減量の基本的考え方
秋下雅弘　　10

第2章 高齢者で注意したい薬剤

- **Case 1** 術後せん妄と薬剤 .... 木村丈司, 西岡達也　　22
  - sidenote　ベンゾジアゼピン系薬剤の減量・中止
  - sidenote　せん妄を引き起こす薬剤
- **Case 2** 投薬禁忌 .... 宇田篤史, 西岡達也　　30
- **Case 3** 複数病院受診による同系統薬剤の重複 ...... 木村丈司, 西岡達也　　34
- **Case 4** 第1世代抗ヒスタミン薬の変更 .... 木村丈司, 西岡達也　　39
- **Case 5** 認知症患者に対する抗コリン薬投与 .... 木村丈司, 西岡達也　　43
  - sidenote　高齢者で注意すべき抗コリン薬

第3章 相互作用から考える

- **Case 1** 投薬禁忌（重症筋無力症） .... 宇田篤史, 西岡達也　　50

| Case 2 | 投薬禁忌（尿閉） | 宇田篤史, 西岡達也 | 53 |
| Case 3 | 併用禁忌（QT延長） | 宇田篤史, 西岡達也 | 56 |

　　　　sidenote　QT延長とは？

| Case 4 | リファンピシン併用による
プレドニゾロンの血中濃度低下 | 木村丈司, 西岡達也 | 62 |
| Case 5 | ブロムペリドールとメトクロプラミドの
相互作用 | 木村丈司, 西岡達也 | 68 |

　　　　sidenote　SIADHとは？

第4章　患者さんの症状や効果から考える

| Case 1 | 複数診療科併診による多剤併用 | 宇田篤史, 西岡達也 | 76 |
| Case 2 | 感染症にて入院した糖尿病患者の薬剤調整 | 木村丈司, 西岡達也 | 81 |

　　　　sidenote　SGLT2阻害薬の副作用

| Case 3 | 投与期間の上限超過 | 宇田篤史, 西岡達也 | 86 |
| Case 4 | 抗凝固薬の投与基準の逸脱 | 宇田篤史, 西岡達也 | 90 |

　　　　sidenote　静脈血栓塞栓症の危険因子

Case 5	末梢静脈からのKCL投与（濃度超過）	宇田篤史, 西岡達也	95
Case 6	症状消失後の継続投与の必要性	宇田篤史, 西岡達也	101
Case 7	合併症のない消化性潰瘍や食道炎に対する PPIの長期投与	木村丈司, 西岡達也	105
Case 8	透析患者に対する薬剤調節	木村丈司, 西岡達也	108

　　　　sidenote　CKD-MBDについて

| Case 9 | 症状改善のための継続投与に対する介入 | 木村丈司, 西岡達也 | 115 |

Case 10	睡眠薬によるもち越し効果 ………………… 宇田篤史，西岡達也 119
	sidenote 睡眠薬の分類
Case 11	透析患者におけるリン吸収抑制薬の必要性
	……………………………………………………… 宇田篤史，西岡達也 126

第5章 検査値を活かす

Case 1	肝障害による薬剤調整 ………………………… 宇田篤史，西岡達也 132
	sidenote 薬剤による乳酸アシドーシス
Case 2	活性型ビタミンD投与による 高カルシウム血症 ……………………………… 宇田篤史，西岡達也 137
Case 3	フェニトイン中毒が疑われた症例 ………… 宇田篤史，西岡達也 140
Case 4	腎障害による薬剤調整 ………………………… 宇田篤史，西岡達也 144
	sidenote 腎機能の評価について
Case 5	不要と考えられる経口鉄剤の中止 ………… 木村丈司，西岡達也 151
	sidenote 貧血の鑑別
Case 6	シクロスポリンとNSAIDs併用による 腎機能障害 ……………………………………… 木村丈司，西岡達也 155
Case 7	適切な治療期間を超過したワルファリンの中止 ……………………………………………………… 木村丈司，西岡達也 158

第6章 在宅・施設入居者の多剤併用への対応　　恩田光子，的場俊哉

はじめに	……………………………………………………………………………… 164
Case 1	長期間漫然と薬剤投与されていた症例 ……………………… 168
Case 2	処方意図不明な薬剤が複数投与されていた症例 …………… 172

Case 3	患者からの情報収集が困難な症例	176
Case 4	多数の併存疾患をもつ患者の薬剤調整	180
Case 5	カテーテル交換時の介護抵抗が問題となった症例	186

第7章 医師視点でみた多剤併用
宮田靖志

はじめに		192
Case 1	患者の全般的な管理を行う主治医がいない症例	197
Case 2	慢性症状の治療に難渋し，多剤併用となった症例	205
Case 3	一度副作用が出た薬を再使用して有害事象を生じた症例	210
Case 4	医学的説明のつかない身体症状で多剤併用となった患者	215
Case 5	薬剤を自己調整し，指示どおり内服していなかった症例	220
Case 6	慢性疼痛の治療に難渋している症例	228
Case 7	処方意図のはっきりしない薬剤の長期漫然投与	234
	sidenote 抗血小板薬と抗凝固薬	
	sidenote NOAC	
Case 8	腎機能低下患者へのエビデンスのない薬剤の漫然投与	241

索引 ... 247

執筆者一覧

● 編　集

平井みどり　　神戸大学医学部附属病院薬剤部
　　　　　　　／神戸大学大学院医学研究科薬剤学分野

● 執　筆（掲載順）

平井みどり　　神戸大学医学部附属病院薬剤部
　　　　　　　／神戸大学大学院医学研究科薬剤学分野

秋下雅弘　　　東京大学医学部附属病院老年病科
　　　　　　　／東京大学大学院医学系研究科加齢医学講座

木村丈司　　　神戸大学医学部附属病院薬剤部

西岡達也　　　神戸大学医学部附属病院薬剤部

宇田篤史　　　神戸大学医学部附属病院薬剤部

恩田光子　　　大阪薬科大学薬学部臨床実践薬学研究室

的場俊哉　　　株式会社キリン堂

宮田靖志　　　愛知医科大学医学教育センター

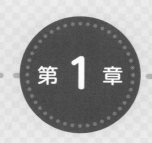

多剤併用の問題点と減薬・減量の基本的考え方

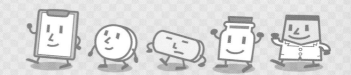

第1章
多剤併用の問題点と減薬・減量の基本的考え方

　高齢者では複数の慢性疾患を有するため多剤併用（polypharmacy）となることが多く，薬物有害事象や服薬管理上の問題を生じやすくなります．特に，要介護高齢者は，認知機能障害や介護力不足により多剤併用の問題が顕在化しやすくなっています．多剤併用の問題点と減薬・減量の基本的考え方について，「高齢者の安全な薬物療法ガイドライン2015」の内容を含めて解説します．

1 多剤併用の実態

　図1に，大学病院老年科5施設で行った外来患者の処方調査の結果（660例，平均76±9歳，男性37％）[1]を示します．年齢とともに合併疾患数（平均3.5疾患）が増加し，同様に処方薬剤数（平均4.4剤）も増加しています．一方，疾患当たりの処方薬剤数は平均1.3剤で，年齢による変化はみられませんでした．要するに，高齢者の処方薬剤数は年齢ではなく合併疾患数に依存するという結果でした．

　このように，疾患1つに対し，平均1ないしは2剤を処方されている実態はどのように生じるのでしょうか？ 例えば，高齢者の最たるcommon diseaseである高血圧を考えるとわかりやすいでしょう．日本高血圧学会による高血圧治療ガイドラインによると，まず生活習慣の修正を行い，それでも血圧管理が不十分であれば4系統の降圧薬のどれかを処方し，それでも降圧不十分であれば2剤さらに3剤と併用すること

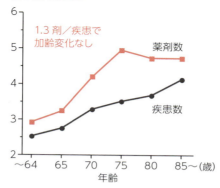

図1 ● 加齢に伴う疾患数と処方薬剤数の変化
文献1を参考に作成

が推奨されています．実際には，高齢者の生活習慣是正は困難であり，1剤さらには2剤と降圧薬を処方するに至ります．決して高血圧のガイドラインが特殊なのではありません．併用に至るステップが簡明に表現されているだけであり，他の疾患ガイドラインでも手順は同様です．つまり，疾患当たり1～2剤は薬物療法のマニュアルやガイドラインに従った結果であり，標準治療の表れともいえます．

しかし，以下に述べるような多剤併用の問題点が高齢者には存在しますので，多病ゆえに生じる多剤併用にも一定のブレーキが必要ではないでしょうか．最近は，高血圧をはじめとして高齢者対象の大規模介入試験の結果も明らかとなり，有効性の面では薬物療法に期待が大きくなっています．その一方で，併用に関する安全性のエビデンスは乏しく，薬効を十分に発揮するための方策を考えていくことが重要です．

❷ 多剤併用の問題点

多剤併用により生じる問題点は何でしょうか？まず明らかなのは薬剤費の増大であり，医療経済的にも，患者側にとっても重要です．同時

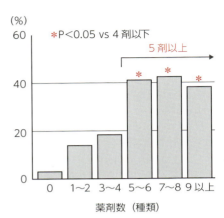

図2● 薬剤数と薬物有害事象および転倒発生
A) 文献2より，B) 文献3を参考に作成

に，服用する（あるいはさせる）手間やQOLということも無視できません．高齢者でより問題が大きいのは，薬物相互作用および処方・調剤の誤りや飲み忘れ・飲み間違いの発生確率増加に関連した薬物有害事象の増加です．薬物有害事象は薬剤数にほぼ比例して増加しますが，急性期病院の入院データベース解析[2]によると，6剤以上が特に薬物有害事象の発生増加に関連していました（図2A）．また，診療所の通院患者[3]では，5剤以上が転倒発生の高リスク群であり（図2B），5剤ないし6剤以上を多剤併用の目安とするのが妥当でしょう．

診療報酬では，入院・外来における減薬の評価（薬剤総合評価調整加算と薬剤総合評価調整管理料）とかかりつけ医，かかりつけ薬局の評価で，6種類以上を多剤併用とする考え方が採択されています．ただ，最近は，「複数の薬剤を併用することに伴う諸問題」をpolypharmacyとする考え方に拡大してきており，3〜4種類でも問題があればpolypharmacyといえます．要するに，数は目安であり，本質的にはその中身と

いうことです．なお，海外では多剤併用を老年症候群の1つとして扱うこともも多いですが，5剤以上を多剤併用とするのが一般的です．

多剤併用に起因する処方過誤や服薬過誤は，有害事象に直接つながらなくてもリスクマネジメント上問題で，対策を講じるべきです．いくらよい薬を処方しても，正しく服用しなければ十分な薬効は期待できません．

❸ 多剤併用対策の原則

まず，多剤併用を回避するような処方態度を心がけることが大切です．表1に基本的考え方を示します．若年成人や前期高齢者で示された予防医学的エビデンスを目の前の後期高齢者や要介護高齢者に当てはめることは妥当でしょうか？他によい薬がないという理由で，症状の改善がみられないのに漫然と継続していないでしょうか？患者の訴えに耳を傾けるのではなく，それほど効くとも思われない薬を処方することで対処していないでしょうか？食事，運動や睡眠などの生活習慣に見直す点はないでしょうか？特に考慮するべき点は，薬剤の優先順位です．

例えば10種類の薬剤を服用している患者がいれば，理論的には1～10番まで優先順位があるはずです．個々の病態や日常生活機能，生活環境，患者の意思・嗜好に基づいて優先順位を決めることが何より重要です．また次に述べるような，高齢者に特に慎重な投与を要する薬物は，優先順位を考える際の参考になります．

表1 ● 多剤併用を避けるために

- 予防薬のエビデンスは妥当か？
- 対症療法は有効か？
- 薬物療法以外の手段は？
- 優先順位は？
  →個々の病態と生活機能，生活環境，意思，嗜好などを考慮して判断

4 高齢者の処方適正化スクリーニングツールの考え方

1) 薬剤起因性老年症候群

　　高齢者では，ほとんどの薬物有害事象が若年者より起きやすいと考えてよいですが，特に高齢者特有の症候（老年症候群）の原因となる薬剤が多いことに注意が必要です．表2に主な症候と原因薬剤をまとめましたが，該当薬を服用していないか処方をチェックし，中止・減量をまず考慮します．疾患の治療上，中止が困難な場合は，より安全な薬に切り替えることができないか検討するべきです．

2) 高齢者の処方適正化スクリーニングツール

　　このように，高齢者で有害事象を起こしやすい薬剤，効果に比べて有害事象の危険が高い薬剤は，高齢者にふさわしい薬剤とはいえず，期待

表2 ● 薬剤起因性老年症候群と主な原因薬剤

症候	薬剤
ふらつき・転倒	降圧薬（特に中枢性降圧薬，α遮断薬，β遮断薬），睡眠薬・抗不安薬（ベンゾジアゼピン系），抗うつ薬（三環系），抗てんかん薬，抗精神病薬（フェノチアジン系），抗パーキンソン病薬（トリヘキシフェニジル），抗ヒスタミン薬
抑うつ	中枢性降圧薬，β遮断薬，H_2ブロッカー，抗不安薬，抗精神病薬，抗甲状腺薬
記憶障害	降圧薬（中枢性降圧薬，α遮断薬，β遮断薬），睡眠薬・抗不安薬（ベンゾジアゼピン系），抗うつ薬（三環系），抗てんかん薬，抗精神病薬（フェノチアジン系），抗パーキンソン病薬，抗ヒスタミン薬（H_2ブロッカー含む）
せん妄	抗パーキンソン病薬，睡眠薬・抗不安薬（ベンゾジアゼピン系），抗うつ薬（三環系），抗ヒスタミン薬（H_2ブロッカー含む），降圧薬（中枢性降圧薬，β遮断薬），ジギタリス，抗不整脈薬（リドカイン，メキシレチン），気管支拡張薬（テオフィリン，ネオフィリン），副腎皮質ステロイド
食欲低下	非ステロイド性消炎鎮痛薬（NSAID），アスピリン，緩下剤，抗菌薬，ビスホスホネート，抗不安薬，抗精神病薬，トリヘキシフェニジル
便秘	睡眠薬・抗不安薬（ベンゾジアゼピン系），抗うつ薬（三環系），膀胱鎮痙薬，腸管鎮痙薬（ブチルスコポラミン，プロパンテリン），H_2ブロッカー，αグルコシダーゼ阻害薬，抗精神病薬（フェノチアジン系），トリヘキシフェニジル
排尿障害・尿失禁	抗うつ薬（三環系），腸管鎮痙薬（ブチルスコポラミン，プロパンテリン），膀胱鎮痙薬，H_2ブロッカー，睡眠薬・抗不安薬（ベンゾジアゼピン系），抗精神病薬（フェノチアジン系），トリヘキシフェニジル，α遮断薬，利尿薬

される効果を有害事象のリスクが上回るという点から，高齢者に対して慎重な投与を要する，あるいは投与を控えるべき薬剤とされ，海外ではpotentially inappropriate medications（PIM）と呼ばれています．そのような薬剤のリストとして，米国のBeers基準[4]や欧州のSTOPP（screening tool of older person's prescriptions）[5]が知られています．

　日本では，日本老年医学会が「高齢者の安全な薬物療法ガイドライン2005」のなかで「高齢者に対して特に慎重な投与を要する薬物のリスト」を発表していますが，同ガイドラインの改訂に際し，高齢者の処方適正化スクリーニングツールとして「特に慎重な投与を要する薬物のリスト」と「開始を考慮するべき薬物のリスト」の2つを作成しています[6]．後者は，「特に慎重な投与を要する薬物のリスト」とのバランスをとり，高齢者の過少医療を回避する目的で作成されました．個々の薬剤と注意点などの詳細は，ガイドライン冊子あるいは日本老年医学会ホームページを参照いただくとして，「特に慎重な投与を要する薬物のリスト」の基本的な考え方を以下に記します．

　対象は，高齢者でも特に薬物有害事象のハイリスク群である75歳以上の高齢者および75歳未満でもフレイル[7]（図3）あるいは要介護状態の高齢者です．また，急性期〜亜急性期は専門治療が必要な場合が多く，薬物療法にも裁量の余地が大きいため，慢性期，特に1カ月以上の長期投与を基本的な適用対象とします．ただし，前期高齢者に対する投与や短期投与であっても，リストの薬物により有害事象の危険が高まることは確かであり，十分に注意する必要があります．リストおよび本ガイドラインは実地医家向けに作成されており，主たる利用対象は実地医家です．特に非専門領域の薬物療法に利用することを対象としています．また，医師とともに薬物療法に携わる薬剤師，服薬管理の点で看護師も利用対象となります．高齢者の薬物療法における薬剤師の役割は，今後ますます大きくなると考えられ，処方提案を含めた薬学的管理にぜひとも活かしていただきたいです．

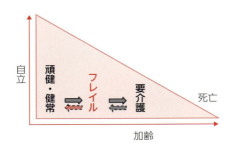
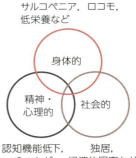

図3● フレイル (frail) の概念：過程と多面性

フレイル (frailty)：加齢に伴い，ストレスに対する脆弱性が亢進した状態．筋力低下，骨関節障害，低栄養のような身体的問題，認知機能障害やうつなどの精神・心理的問題，独居や経済的困窮などの社会的問題からなる多面的概念で，要介護の前段階を指す．フレイルの段階で介入すると回復が期待できる点が重要．

❺「特に慎重な投与を要する薬物のリスト」の使い方

　薬物有害事象の疑いがある場合，薬物有害事象の予防や服薬管理を目的に処方薬を整理したい場合，また新規処方を検討している場合にリストを利用できます．ただし，リストはあくまでスクリーニングツールであることに注意する必要があります．実際に処方薬物を変更する場合には，図4のフローチャートにしたがって慎重に検討を行います．薬物の中止に際しては，突然中止すると病状の急激な悪化を招く場合があることに留意し，必要に応じて徐々に減量してから中止します．

　本来の利用対象ではない職種や一般の方が目にする可能性もあり，それに関する注意も記載しました．以下がその内容です．

　「一般の方も，自分や家族の処方薬について確認したい場合にリストを参照することができる．ただし，処方薬がリストに該当するのを目にした場合には，自己中断してしまう危険があり，絶対に自己中断はせずに，必ず医師や薬剤師に相談していただきたい．ケアマネジャーなどの介護職も利用者の服薬内容とリストを照合することは可能だが，気にな

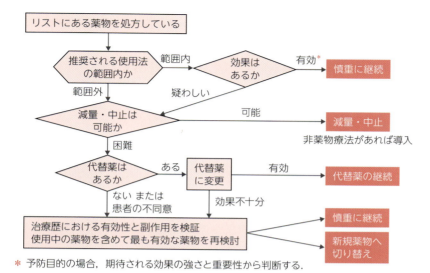

図4 ●「特に慎重な投与を要する薬物のリスト」の使用フローチャート
文献6より引用

る場合はまず医師か薬剤師に相談していただきたい．」

6 高齢者の服薬管理

1) 服薬管理能力の把握

　高齢者，特に後期高齢者では，服薬管理能力の低下を多く認めます．難聴は用法や薬効に対する理解不足，視力低下や手指の障害はシートからの薬剤のとりこぼしを招きやすいので，主疾患にとらわれず把握しておく必要があります．

　認知症でも，服薬管理能力の低下は最も早期にみられる症状ですが，外来の会話から軽度の認知機能障害に主治医が気づくことはまずありません．薬が余ってくる場合には，積極的に認知機能障害を疑い，時間の見当識（年月日，曜日をたずねる），遅延再生（桜・猫・電車を記憶させ，2～3分して覚えているか確認する）だけでも評価するとよいでしょ

う．認知症疑いあるいは薬が余る患者では，残薬を持参させてカウントし，あるいは家族に生活状況と残薬をチェックしてもらって，服薬状況を正確に把握する必要があります．期待した薬効の得られない場合にも，薬剤を追加する前にアドヒアランスが保たれているかどうかを検討しましょう．

2) アドヒアランスをよくする工夫

服薬管理能力の低下がみられる場合はもちろん，本来すべての患者に対して，飲みやすく，アドヒアランスが保てるような工夫をするべきでしょう．表3に，処方上の工夫を示します．服薬の意義を理解していない高齢者も多いので，重篤な疾患や合併症を予防するために服用していること，服用をやめると血圧やコレステロール値，血糖値はもとに戻ること，その場合でも自覚症状でわかることは少ない，といった基本的事項をくり返し教育することも大切です．

3) 薬剤師の役割

薬剤師は，職場にかかわらず高齢者の薬物治療に積極的にかかわることが求められます．特に，薬識の確認，残薬確認，薬歴管理，相互作用の確認，処方設計などからなる包括的な薬学的管理を行うことが「高齢

表3 ● アドヒアランスをよくするための工夫

服薬数を少なく	降圧薬や胃薬など同効果2〜3剤を力価の強い**1剤か合剤**にまとめる．
服用法の簡便化	1日3回服用から2回あるいは**1回**への切り替え． 食前，食直後，食後30分など服薬方法の混在を避ける．
介護者が管理しやすい服用法	出勤前，帰宅後などにまとめる．
剤形の工夫	**口腔内崩壊錠**や**貼付剤**の選択．
一包化調剤の指示	長期保存できない，途中で用量調節できない欠点あり． 緩下剤や睡眠薬など症状によって飲み分ける薬剤は別にする．
服薬カレンダー，薬ケースの利用	

文献8より引用

者の安全な薬物療法ガイドライン2015」でも強く推奨されています．さらに，剤形や服薬のタイミングを含めた処方変更の提案まで踏み込んでいくべきですが，処方医の賛同が得られないと実効性がないため，信頼を得るべく日頃から連携を密にとるように努力する必要があります．

　病棟や介護施設であれば，患者が薬を飲む様子から服用に困難があることは推測できます．また，「（飲むと）体調が悪い」，「本当は飲みたくない」，「実際には飲んでいない」といった有害事象を疑わせる症状，患者の意識，服薬状況などは，医師よりも薬剤師などのメディカルスタッフに訴えられることの方が多いといえます．このような細やかな情報を拾い上げ，積極的に相談に乗る，あるいは担当医や上司に報告することで，服薬に関する情報が共有化され，処方へ反映され，多剤併用の改善へ向かうよい機会となります．

文献

1） Suzuki Y, et al：Multiple consultations and polypharmacy of patients attending geriatric outpatient units of university hospitals. Geriatr Gerontol Int, 6：244-247, 2006
2） Kojima T, et al：High risk of adverse drug reactions in elderly patients taking six or more drugs：analysis of inpatient database. Geriatr Gerontol Int, 12：761-762, 2012
3） Kojima T, et al：Polypharmacy as a risk for fall occurrence in geriatric outpatients. Geriatr Gerontol Int, 12：425-430, 2012
4） American Geriatrics Society 2015 Beers Criteria Update Expert Panel：American Geriatrics Society 2015 Updated Beers Criteria for Potentially Inappropriate Medication Use in Older Adults. J Am Geriatr Soc, 63：2227-2246, 2015
5） O'Mahony D, et al：STOPP/START criteria for potentially inappropriate prescribing in older people：version 2. Age Ageing, 44：213-218, 2015
6）「高齢者の安全な薬物療法ガイドライン2015」（日本老年医学会，日本医療研究開発機構研究費・高齢者の薬物治療の安全性に関する研究研究班／編），メジカルビュー社，2015
7） フレイルに関する日本老年医学会からのステートメント．Available at http://www.jpn-geriat-soc.or.jp/info/topics/pdf/20140513_01_01.pdf
8）「健康長寿診療ハンドブック」（日本老年医学会／編），メジカルビュー社，2011

〈秋下雅弘〉

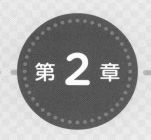

第2章

高齢者で注意したい薬剤

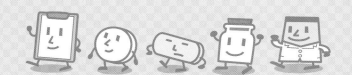

第2章 高齢者で注意したい薬剤

Case 1 術後せん妄と薬剤

症例

70歳代女性．頸椎症性脊髄症にて手術目的に入院となった．既往にパーキンソン症候群，糖尿病，高血圧，脂質異常症，不眠症あり，複数診療科受診中．入院前からふらつきあり，不安などの訴えも多かった．入院となり，4日後に手術施行．問題なく手術は終了した．術翌日より不穏，つじつまの合わない言動などを認めた．入院9日後に精神科受診，術後せん妄と診断され，せん妄の原因となるマイスリー®は中止し，リスパダール® 1 mg眠前定期内服とリスパダール® 内用液 0.5 mg不穏・不眠時頓用を開始，リーゼ®は1日2回まで使用可の指示が出された．

処方内容（照会時）

- レボドパ・カルビドパ（ネオドパストン®配合錠L 100 mg）1日3回 朝：1.5錠, 昼：1.5錠, 夕：1錠 食後
- アスピリン（バイアスピリン®錠 100 mg）1回1錠 1日1回 朝食後（入院前から中止）
- クロチアゼパム（リーゼ®錠 5 mg）1回1錠 頓用 不安時
- ピオグリタゾン（アクトス®OD錠 15 mg）1回1錠 1日1回 朝食後
- アログリプチン（ネシーナ®錠 12.5 mg）1回2錠 1日1回 朝食後
- ファモチジンD錠 20 mg 1回1錠 1日1回 朝食後
- バルサルタン（ディオバン®錠 80 mg）1回0.5錠 1日1回 朝食後
- ピタバスタチン（リバロOD錠 1 mg）1回2錠 1日1回 夕食後

- ゾルピデム（マイスリー® 錠 5 mg）1回1錠 1日1回 就寝前
- 生菌製剤（ミヤBM® 錠）1回1錠 1日3回 朝昼夕食後
- レボフロキサシン点眼液 1.5% 1日4回 左眼
- オロパタジン（パタノール® 点眼液 0.1%，5 mL）1日4回 両眼
- ピレノキシン（カリーユニ® 点眼液 0.005%，5 mL）1日4回 両眼

 検査値（入院時）

AST (IU/L)	14	K (mEq/L)	4.1
ALT (IU/L)	17	HbA1c (%)	6.3
γGTP (IU/L)	17	BUN (mg/dL)	9.0
T-Bil (mg/dL)	0.7	Cre (mg/dL)	0.58
Na (mEq/L)	143	eGFR (mL/分/1.73m^2)	75.4

処方意図は？

- パーキンソン症候群に対してネオドパストン®を服用中です．
- また糖尿病に対してアクトス®とネシーナ®を，高血圧に対してディオバン®を，脂質異常症に対してリバロをそれぞれ服用しています．
- 心血管疾患や脳梗塞の既往はありませんが，糖尿病薬が開始された際にバイアスピリン®も開始されたとのことです．入院前から手術に備え中止されています．
- 消化性潰瘍予防薬としてファモチジンを服用中です．
- 不眠症，不安神経症にてマイスリー®を就寝前に，リーゼ®を不安時に服用中です．
- 白内障などに対して各種点眼薬を使用中です．

 ## 処方内容をどう考える？

- ベンゾジアゼピン系薬剤，H$_2$ブロッカー，L-dopa製剤を服用中ですが，いずれもせん妄の原因となる薬剤です（→ p.27 sidenote）．また入院前から不安の訴えは多く，独居であったため詳細不明ですが，認

知機能の低下もあった可能性があります．
- せん妄の原因となる複数の薬剤（ベンゾジアゼピン系薬剤，H_2ブロッカー，L-dopa製剤）の併用と認知機能の低下から，もともとせん妄のリスクは高く，入院による環境の変化，手術，術後疼痛などを契機にせん妄を発症したと考えられます．

★ ベンゾジアゼピン系薬，抗パーキンソン病薬，H_2ブロッカーのほか，抗コリン薬，麻薬は，せん妄の原因となり得る．

具体的にはどうする？

- せん妄への対応でまず重要なことは，せん妄の誘発因子への対応です．本症例では，すでに精神科からせん妄の原因となるマイスリー®中止の指示が出されています．マイスリー®は非ベンゾジアゼピン系薬剤ですが，せん妄のリスクについてはベンゾジアゼピン系薬剤と同等と考える必要があります．なお，ベンゾジアゼピン系薬剤の急な中止もせん妄のリスクとなるため注意が必要で，本症例でもリーゼ®については使用可となっています（→p.25 sidenote）．
- その他の薬剤では，H_2ブロッカーもせん妄の原因となるため，変更を考慮する必要があります．術後でストレス潰瘍のリスクもあるため，プロトンポンプ阻害薬や胃粘膜保護剤への変更を考慮します．
- L-dopa製剤もせん妄の原因となる可能性がありますが，パーキンソン症候群については病状が安定しているため，薬剤の変更はなるべく避けたいところです．
- 本症例は，前述の誘発因子除去だけでは改善できないほど，すでにせん妄の症状が強く現れているため，薬物治療についても開始を考慮する必要があります．せん妄の治療は抗精神病薬の使用が基本となりますが，本症例は既往にパーキンソン症候群があるため，ハロペリドールは禁忌であり，また非定型抗精神病薬であるクエチアピンについても既往に糖尿病があるため禁忌となります．よって選択肢としてはリ

スペリドンの使用が考慮されます．
- リスペリドンでもパーキンソン症候群の症状が増悪するおそれがあるため，開始後は症状を注意深くモニタリングする必要があります．
- また，バイアスピリン®については，服用継続の根拠が明確ではな

sidenote ベンゾジアゼピン系薬剤の減量・中止

ベンゾジアゼピン系薬剤は，認知機能の低下やせん妄，転倒，骨折リスクの増加との関連が指摘されており[1,2]，高齢者の安全な薬物療法ガイドライン2015[3]，Beers criteria 2015[4]，STOPP/START criteria ver.2[5]のいずれにおいても，高齢者に対する長期使用は不適切な処方にあげられています．しかしながら，ベンゾジアゼピン系薬剤は，長期使用や高用量での使用により依存を形成し，減量や中止により離脱症状や反跳性不眠を生じるため注意が必要です．

ベンゾジアゼピン系薬剤の減量・中止について，睡眠薬の適正な使用と休薬のための診療ガイドラインでは，1～2週ごとに1種類の睡眠薬の量を4分の1量ずつ減量する漸減法が推奨されています[6]．また短時間作用型の薬剤や高力価の薬剤の方が依存形成リスクは高いことが知られているため[7]，複数の薬剤を併用している場合には注意が必要です．減量が難しい症例で短時間作用型の薬剤を使用している場合には，半減期の長い薬剤に置き換え，その後徐々に薬剤を減量することも考慮します[8]．またベンゾジアゼピン系薬剤以外では，メラトニン受容体作動薬であるラメルテオンや，5-HT2A受容体阻害作用を有し鎮静作用の強い抗うつ薬であるトラゾドンなどの使用も考慮します[3,8]．ただし，特に入院期間が短い場合などは，前述のとおりの対応が難しい場合も多々あると思います．個人的には，ベンゾジアゼピン系薬剤の減量・中止を考える場合には，まずそれぞれの患者さんがどの程度ベンゾジアゼピン系薬剤を必要としているかについて確認したうえで，その副作用・有害事象についてよく説明し，薬剤の変更・減量・中止について患者さんとよく話し合い，もし薬剤を変更・減量・中止する場合には，変更後の症状の変化について注意深くフォローすることが最も重要ではないかと考えます．

く，せん妄による転倒，およびそれによる出血の危険性も高いため，術後もそのまま中止とした方がよいかもしれません．

 ★ ベンゾジアゼピン系薬の急な中止は，せん妄のリスクとなり得る．

医師への提案

- せん妄の原因となるファモチジンの変更を提案します．本症例では医師との協議の結果，手術後という背景も考慮してエソメプラゾール（ネキシウム®カプセル20 mg）に変更となりました．
- リーゼ®については，必要最小限の使用とすることを提案します．
- バイアスピリン®については服用継続の根拠が明確ではなく，せん妄による転倒の危険性も高いため，そのまま中止となりました．バイアスピリン®中止後，入院期間中は特に脳梗塞や心筋梗塞などは発症しませんでした．退院後のバイアスピリン®服用については，かかりつけ医と相談していただくよう家族に説明しました．
- 本来であれば，術前にせん妄のリスクとなる薬剤を見直すことで，予防できる要素もあったかもしれません．

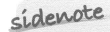

せん妄を引き起こす薬剤

せん妄の定義と症状，問題点，評価ツール

DSM-5のせん妄の診断基準は以下のとおりです[9]．

A) 注意の障害（すなわち，注意の方向づけ，集中，維持，転換する能力の低下），および意識の障害（環境に対する見当識の低下）

B) その障害は短期間のうちに出現し（通常数時間～数日），もととなる注意および意識水準からの変化を示し，さらに1日の経過中で重症度が変動する傾向がある．

C) さらに認知の障害を伴う（例：記憶欠損，失見当識，言語，視空間認知，知覚）

D) 基準AおよびCに示す障害は，他の既存の，確定した，または進行中の神経認知障害ではうまく説明されないし，昏睡のような覚醒水準の著しい低下という状況下で起こるものではない．

E) 病歴，身体診察，臨床検査所見から，その障害が他の医学的疾患，物質中毒または離脱（すなわち，乱用薬物や医薬品によるもの），または毒物への曝露，または複数の病因による直接的な生理学的結果により引き起こされたという証拠がある．

つまりせん妄とは，急激に生じる注意障害を中心とする精神神経症状を出す病態全体を指します．急激に発症する点や，症状に日内変動がみられる点が認知症との違いです[10]．

またせん妄は，興奮・幻覚・妄想といった症状を特徴とする過活動型せん妄と，無表情，傾眠，食事摂取量低下など活動性の低下を特徴とする低活動型せん妄，両者が混在する混合型せん妄に分けられます．過活動型せん妄は症状が目立つため気づきやすいですが，頻度としては低活動型せん妄の方が多いことが報告されており[11]，医療者としては見逃さないよう注意が必要です．

Graham DJらによるメタアナリシスでは，せん妄により死亡率，施設入所率，認知症のリスクが上昇することが報告されており[12]，適切な対策を講じることが重要です．せん妄の評価ツールとしては，CAM[13]やCAM-ICU[14]があります．

せん妄の原因と治療

せん妄の原因は，以下の3つに分けることができます．
①準備因子〔高齢（70歳以上），脳器質疾患（脳梗塞，神経変性疾患），認知症など〕
②誘発因子〔過少・過剰な感覚刺激，睡眠障害，強制的安静臥床（特に拘束），コントロールされていない身体症状（疼痛など）〕
③直接因子（薬剤，脱水などの電解質異常，感染症など）

せん妄の治療にあたっては，薬物治療を考える前に，まずせん妄の原因をもれなく同定し，対応できる原因を確実に除去することが重要です．特に高齢者のせん妄の原因としては，感染症や脱水と並んで薬剤が多いため，もし薬剤が原因と考えられる場合には，原因薬剤の中止・変更を検討する必要があります[10]．せん妄の原因となる薬剤例を表に示します．

これらの薬剤のうち，ベンゾジアゼピン系薬（ゾルピデムなどの非ベンゾジアゼピン系薬も含む），麻薬，抗コリン薬は特に重要です[15]．ただし，不眠自体がせん妄の誘発因子であり，ベンゾジアゼピン系薬の急な中止は，不眠からせん妄を助長するおそれがあり注意が必要です．入院などの療養開始時にせん妄のリスク因子の評価を行い，リスクの高い患者でせん妄の原因となる薬剤が使用されている場合には，薬剤の変更・中止・整理を検討すべきと考えます．

表 せん妄の原因となる薬剤

系統	分類
中枢神経系	催眠鎮静薬（ベンゾジアゼピン系薬剤など），抗てんかん薬，抗パーキンソン薬，三環系抗うつ薬，リチウム
鎮痛薬	麻薬，NSAIDs
抗コリン薬	アトロピン，オキシブチニン，プロピベリンなど
抗ヒスタミン薬	第1世代抗ヒスタミン薬（ヒドロキシジンなど）
胃腸薬	鎮痙薬（ブチルスコポラミンなど），H_2ブロッカー
抗菌薬	フルオロキノロン系薬
循環器系	抗不整脈薬（ジソピラミドなど抗コリン作用を有するもの），ジギタリス，降圧薬（βブロッカー，メチルドパ）
その他	筋弛緩薬，ステロイド

文献15を参考に作成

文献

1) Glass J, et al：Sedative hypnotics in older people with insomnia：meta-analysis of risks and benefits. BMJ, 331：1169, 2005
2) Woolcott JC, et al：Meta-analysis of the impact of 9 medication classes on falls in elderly persons. Arch Intern Med, 169：1952-1960, 2009
3)「高齢者の安全な薬物療法ガイドライン2015」(日本老年医学会/編)，メジカルビュー社，2015
4) American Geriatrics Society 2015 Beers Criteria Update Expert Panel：American Geriatrics Society 2015 Updated Beers Criteria for Potentially Inappropriate Medication Use in Older Adults. J Am Geriatr Soc, 63：2227-2246, 2015
5) O'Mahony D：STOPP/START criteria for potentially inappropriate prescribing in older people：version 2. Age Ageing, 44：213-218, 2015
6)「睡眠薬の適正使用・休薬ガイドライン」(三島和夫/編)，じほう，2014
7) Hallfors DD, et al：The dependence potential of short half-life benzodiazepines：a meta-analysis. Am J Public Health, 83：1300-1304, 1993
8)「こうすればうまくいく！精神科臨床はじめの一歩」(宮内倫也/著)，中外医学社，2014
9)「DSM-5 精神疾患の診断・統計マニュアル」(日本精神神経学会/日本語版用語監修，髙橋三郎，大野裕/監訳)，医学書院，2014
10)「自信がもてる！せん妄診療はじめの一歩」(小川朝生/著)，羊土社，2014
11) Meagher DJ, et al：What do we really know about the treatment of delirium with antipsychotics? Ten key issues for delirium pharmacotherapy. Am J Geriatr Psychiatry, 21：1223-1238, 2013
12) Graham DJ, et al：Risk of acute myocardial infarction, stroke, heart failure, and death in elderly Medicare patients treated with rosiglitazone or pioglitazone. JAMA, 304：411-418, 2010
13) Inouye SK, et al：Clarifying confusion：the confusion assessment method. A new method for detection of delirium. Ann Intern Med, 113：941-948, 1990
14) 日本呼吸療法医学会 人工呼吸中の鎮静ガイドライン作成委員会：人工呼吸中の鎮静のためのガイドライン．人工呼吸，24：146-167，2007
15) Alagiakrishnan K, et al：An approach to drug induced delirium in the elderly. Postgrad Med J, 80：388-393, 2004

〈木村丈司，西岡達也〉

第2章 高齢者で注意したい薬剤

Case 2 投薬禁忌

症例

60歳代男性．肝硬変，肝細胞がんのため，TACE（transcatheter arterial chemoembolization，肝動脈化学塞栓療法）目的に入院となった．2型糖尿病の既往があり，血糖降下薬，インスリンで治療を行っている．入院時に「血糖値低いときもあるよ．そのときはふらつくね」との訴えがあった．

処方内容（持参薬）

- 分岐鎖アミノ酸製剤（リーバクト®配合顆粒 4.15 g包）朝食後1包，就寝前2包 1日2回
- ボグリボース（ベイスン®OD錠 0.2 mg）1回1錠 1日2回 朝昼食直前
- ラクツロース（カロリール®ゼリー 6.5 g/16.05 g）1回1包 1日3回 朝昼夕食後
- ブホルミン（ジベトス錠 50 mg）1回1錠 1日3回 朝昼夕食後
- グリクラジド（グリミクロン®錠 40 mg）1回1錠 1日2回 昼夕食後
- フロセミド（ラシックス®錠 20 mg）1回1錠 1日1回 朝食後
- ウルソデオキシコール酸（ウルソ®錠 100 mg）1回2錠 1日3回 朝昼夕食後
- インスリン（ノボラピッド®注フレックスペン® 300 U，3 mL）1回5単位 1日1回 朝食直前
- 硫酸鉄（フェロ・グラデュメット®錠 105 mg）1回1錠 1日1回 朝食後（3日おき）
- インスリン（レベミル®注フレックスペン® 300 U，3 mL）1回3単位 1日1回 就寝前

検査値（入院時）

Hb (g/dL)	10.8	Na (mEq/L)	140
Ht (%)	32.7	K (mEq/L)	4.7
MCV (fL)	100	BUN (mg/dL)	26.7
AST (IU/L)	17	Cre (mg/dL)	1.30
ALT (IU/L)	10	eGFR (mL/分/1.73m²)	43.7
γGTP (IU/L)	17	NH₃ (μg/dL)	99
ALP (IU/L)	657	HbA1c (NGSP) (%)	5.6

処方意図は？

- 肝硬変が進行すると，肝機能が低下することはもちろんですが，腹水貯留やアンモニア値の上昇などが起こります．
- 本症例では，リーバクト®やウルソ®は，肝硬変による肝機能低下に対して使用されていると考えられます．
- 肝硬変進行に伴うアンモニア値の上昇に対しては，カロリール®ゼリー，腹水貯留に対してはラシックス®が処方されていると考えられます．
- α-GI（alpha glucosidase inhibitor），ビグアナイド薬，SU剤（sulfonyl urea），インスリン製剤などの血糖降下薬は，2型糖尿病に使用されているものと考えられました．
- Hbが10.8 g/dLと低下しています．肝硬変は，脾機能の亢進による血球破壊や消化管の出血，鉄や葉酸の欠乏などで貧血となることが多い病態です．本患者でも鉄欠乏性貧血に対して鉄剤を内服しているものと考えられます．

処方内容をどう考える？

- アンモニア値はやや上昇していますが，意識障害もなく，肝硬変に対する治療は妥当であると考えられます．

表 高齢者に対して用法・用量が設定されている薬剤例

ジベトス錠	本剤はSU剤が効果不十分な場合あるいは副作用等により使用不適当な場合にのみ使用すること． 通常，ブホルミン塩酸塩として1日量100 mgより開始し，1日2〜3回食後に分割経口投与する．維持量は，効果を観察しながら決めるが，1日最高投与量は150 mgとする． 一般に高齢者では腎・肝機能等が低下している．腎機能低下による本剤の排泄の減少，肝機能低下による乳酸の代謝能の低下が乳酸アシドーシスをあらわれやすくすることがあるので，高齢者には投与しないこと．
ハルシオン®錠	【不眠症】 通常成人には1回トリアゾラムとして0.25 mgを就寝前に経口投与する．高度な不眠症には0.5 mgを投与することができる．なお，年齢・症状・疾患などを考慮して適宜増減するが，高齢者には1回0.125 mg〜0.25 mgまでとする．
コンスタン®錠	通常，成人にはアルプラゾラムとして1日1.2 mgを3回に分けて経口投与する．なお，年齢，症状により適宜増減する． 増量する場合には，最高用量を1日2.4 mgとして漸次増量し，3〜4回に分けて経口投与する． 高齢者では，1回0.4 mgの1日1〜2回投与から開始し，増量する場合でも1日1.2 mgを超えないものとする．
ルネスタ®錠	通常，成人にはエスゾピクロンとして1回2 mgを，高齢者には1回1 mgを就寝前に経口投与する．なお，症状により適宜増減するが，成人では1回3 mg，高齢者では1回2 mgを超えないこととする．
トレドミン®錠	通常，成人には，ミルナシプラン塩酸塩として1日25 mgを初期用量とし，1日100 mgまで漸増し，1日2〜3回に分けて食後に経口投与する．なお，年齢，症状により適宜増減する． ただし，高齢者には，1日25 mgを初期用量とし，1日60 mgまで漸増し，1日2〜3回に分けて食後に経口投与する．
ビ・シフロール®錠	【パーキンソン病】 通常，成人にはプラミペキソール塩酸塩水和物として1日量0.25 mgからはじめ，2週目に1日量を0.5 mgとし，以後経過を観察しながら，1週間毎に1日量として0.5 mgずつ増量し，維持量（標準1日量1.5〜4.5 mg）を定める．1日量がプラミペキソール塩酸塩水和物として1.5 mg未満の場合は2回に分割して朝夕食後に，1.5 mg以上の場合は3回に分割して毎食後経口投与する．なお，年齢，症状により適宜増減ができるが，1日量は4.5 mgを超えないこと． 本剤は主に尿中に未変化体のまま排泄されるが，高齢者では腎機能が低下していることが多いので，少量（1日1回0.125 mg）から投与を開始するなど患者の状態を観察しながら慎重に投与すること．
アベロックス®錠	通常，成人にはモキシフロキサシンとして，1回400 mgを1日1回経口投与する． 本剤の臨床試験成績では，高齢者において認められた副作用の種類及びその発現率は，非高齢者と同様であったが，一般に高齢者では生理機能が低下していることが多いため，患者の一般状態に注意して慎重に投与すること．特に，体重が40 kg未満の高齢者では血中・組織内濃度が高くなるおそれがあり，副作用が発現しやすいので，低用量（200 mg）を用いるなど慎重に投与すること．また，高齢者ではQT間隔が延長しやすい傾向が認められている．

添付文書より引用

- 一方，血糖は，HbA1c 5.6％とコントロール良好ですが，多数の血糖降下薬を使用しており，低血糖症状を自覚するなど過剰な使用が疑われました．
- 本症例は，TACE目的に入院した患者であり，入院期間は短期間であること，糖尿病はかかりつけ医で加療されていることから，最低限の調整が望ましいと考えられました．

具体的にはどうする？

- 高齢者では加齢に伴う細胞数の減少と細胞内への脂肪の沈着によって細胞内水分量が減少します．また腎機能や肝機能も低下するため，若年者に比べて薬剤は体内に蓄積しやすくなることに注意が必要です（表）．
- 本症例では，ジベトスが高齢者に対して禁忌に該当します．
- ジベトスの添付文書には，「一般に高齢者では腎・肝機能等が低下している．腎機能低下による本剤の排泄の減少，肝機能低下による乳酸の代謝能の低下が乳酸アシドーシスをあらわれやすくすることがあるので，高齢者には投与しないこと．」との記載があり，本症例では肝機能が低下していることからも中止が望ましいと考えられました．

医師への提案

- 予定入院期間が10日間程度と短いため，大幅な変更は難しいですが，ジベトスは禁忌に該当すること，低血糖が起きていることも自覚しており，本剤の中止による影響は限定的と考えられることを説明し，中止を提案します．
- 入院に伴いジベトスは中止となりましたが，その他の血糖降下薬はかかりつけ医で調整する予定となりました．
- 再入院でもHbA1cは上昇しておらず，ジベトスの中止による影響は少ないものと考えられました．

〈宇田篤史，西岡達也〉

第2章 高齢者で注意したい薬剤

Case 3 複数病院受診による同系統薬剤の重複

症例

60歳代女性．脱力発作で緊急入院となった患者．既往に狭心症，糖尿病，気管支喘息があり，A病院内科受診中である．また全身に疼痛の訴えがあり，関節リウマチ疑いにてB病院膠原病内科を，またパニック障害にてB病院精神科を受診中である．

入院前夜に体が動かなくなり，自宅で動けなくなっていた．這って電話まで行き，入院当日に救急要請となった．今までは杖歩行ができていたが，2，3カ月前より歩行することもできなくなっていた．

処方内容（持参薬）

- グリメピリド（アマリール®錠1 mg）1回0.5錠 1日1回 朝食後
- アログリプチン（ネシーナ®錠12.5 mg）1回2錠 1日1回 朝食後
- レボチロキシン（チラーヂン®S錠25μg）1回1錠 1日1回 朝食後
- モンテルカスト（シングレア®錠10 mg）1回1錠 1日1回 就寝前
- フルニトラゼパム（ロヒプノール®錠2 mg）1回1錠 1日1回 就寝前
- ゾルピデム（マイスリー®錠5 mg）1回2錠 1日1回 就寝前
- トリアゾラム（ハルシオン®錠0.125 mg）1回1錠 1日1回 就寝前
- センノシド錠12 mg 1回2錠 1日1回 就寝前
- ツロブテロール（ホクナリン®テープ2 mg）1回1枚 1日1回
- ブシラミン（リマチル®錠100 mg）1回1錠 1日2回 朝夕食後
- ジクロフェナク（ボルタレン®錠25 mg）1回1錠 1日2回 朝夕食後
- レバミピド（ムコスタ®錠100 mg）1回1錠 1日2回 朝夕食後

- プレガバリン（リリカ®カプセル75 mg）1回2cap 1日2回 朝夕食後
- ジクロフェナク（ボルタレン®SRカプセル37.5 mg）1回1cap 頓用 疼痛時
- バルプロ酸（デパケン®R錠200 mg）1日2回（朝：2錠，夕：1錠）
- トラゾドン（レスリン®錠50 mg）1回2錠 1日1回 就寝前
- ペロスピロン（ルーラン®錠4 mg）1回2錠 1日1回 就寝前
- エスゾピクロン（ルネスタ®錠3 mg）1回1錠 1日1回 就寝前
- レボメプロマジン（ヒルナミン®錠5 mg）1回2錠 1日1回 就寝前
- ラメルテオン（ロゼレム®錠8 mg）1回1錠 1日1回 20時に服用
- オロパタジン（パタノール®点眼液0.1%）1日4回 両眼

検査値（入院時）

AST (IU/L)	75	eGFR (mL/分/1.73m^2)	81.6
ALT (IU/L)	23	HbA1c (%)	6.0
γGTP (IU/L)	14	CK (IU/L)	6,980
T-Bil (mg/dL)	0.6	WBC (/μL)	11,300
Na (mEq/L)	143	Hb (g/dL)	12.0
K (mEq/L)	3.3	Ht (%)	36.1
BUN (mg/dL)	11.2	Plt (/μL)	174,000
Cre (mg/dL)	0.56		

処方意図は？

- A病院内科で糖尿病に対してアマリール®，ネシーナ®を，甲状腺機能低下症に対してチラーヂン®Sを，気管支喘息に対してシングレア®とホクナリン®テープを処方されています．
- B病院膠原病内科で関節リウマチ疑いに対して，リマチル®，ボルタレン®，リリカ®の定期内服を，ボルタレン®SRカプセルの頓用処方を受けています．
- パニック障害および入眠障害については，B病院精神科にてデパケン®，レスリン®，ルーラン®，ルネスタ®，ヒルナミン®，ロゼレム®の処方を受けていますが，A病院内科でもロヒプノール®，マイ

スリー®，ハルシオン®の処方を受けており，同効薬が重複しています．

処方内容をどう考える？

- 入院契機となった脱力発作の原因として，薬剤性の可能性も十分考えられます．服用剤数は合計21剤とポリファーマシーであり，必要性の高い薬剤以外についてはいったん整理を検討する必要があります．
- 入院時の検査値ではCKが著しく上昇しています．これについては，自宅で長時間臥位をとっていたこと，脱水，薬剤性などによる横紋筋融解症が原因の可能性があります．
- 患者は不眠の訴えが強く，複数の病院で睡眠導入剤を処方されていました．しかし，入院後も不眠の訴えはあるものの日中は傾眠傾向で，自宅でも傾眠傾向であった可能性も考えられました．ベンゾジアゼピン系薬剤を複数種類処方されていますが，ベンゾジアゼピン系薬剤には筋弛緩作用があり，脱力発作の原因となった可能性があります．
- ベンゾジアゼピン系薬剤（ゾルピデムなどの非ベンゾジアゼピン系薬剤を含む）については，転倒・骨折の増加，認知機能低下，せん妄増悪のリスクがあり，高齢者の安全な薬物療法ガイドライン2015[1]，Beers criteria 2015，STOPP criteria version 2[2] のいずれにおいても高齢者への長期投与を避けるべき薬剤にあげられています．
- リリカ®カプセルを300 mg/日と高用量で服用中ですが，高齢者ではめまいやふらつき，転倒などの副作用が強く発現するおそれがあります．本症例では腎機能は良好で減量基準には該当しませんが，副作用が発現していた可能性が考えられます．
- 糖尿病に対して，アマリール®錠0.5 mg/日，ネシーナ®錠25 mg/日を服用中ですが，HbA1c 6.0％と低めです．自宅での血糖管理がどの程度であったかは不明ですが，低血糖を生じていた可能性もあります．SU剤については，高齢者では低血糖が遷延するおそれがあるこ

とから，高齢者の安全な薬物療法ガイドライン2015, STOPP criteria version 2でも高齢者への投与を注意すべき薬剤にあげられています．

 ## 具体的にはどうする？

- まず大量に処方されているベンゾジアゼピン系薬剤の減量・中止を考えます．ただしベンゾジアゼピン系薬剤の急激な中止は退薬症状の出現があるため注意が必要で，可能であれば精神科医師と相談することが望ましいと思われます．
- また，B病院膠原病内科で処方されている薬剤については，リリカ®はいったん中止のうえ，疼痛の経過をフォローすることを検討します．
- アマリール®，ネシーナ®については，入院後食事の摂取状況が安定しないことが予想されたため，いったん中止を考慮します．食事摂取量が安定すれば薬剤の再開について検討しますが，血糖コントロールが問題なければ，アマリール®については再開しなくてもよいかもしれません．
- 甲状腺機能低下症に対するチラーヂン®S，気管支喘息に対するシングレア®，ホクナリン®テープ，関節リウマチに対するリマチル®，そしてパニック障害・睡眠障害に対するデパケン®，レスリン®，ルネスタ®，ロゼレム®については継続を考慮します．

 ★ 退薬症状の出現があるため，ベンゾジアゼピン系薬剤の急な中止は避ける．

 ## 医師への提案

- 精神科医師とも相談のうえ，A病院で処方されているロヒプノール®，マイスリー®，ハルシオン®，B病院精神科で処方されていたヒルナミン®は中止となりました．一方，ルーラン®は不眠の増悪を防ぐ目

- 的で 8 mg から 12 mg に増量となりました.
- 入院後,脱力は改善がみられ,退院時には杖歩行可能となりました.CK 値も入院中に正常域まで低下しました.不眠の訴えはありましたが,夜間はおおむね入眠できており,薬剤は減量したまま退院し,精神科で外来フォローの予定となりました.
- B 病院膠原病内科で処方されている薬剤については,リリカ®,ボルタレン®錠,ムコスタ®,ボルタレン®SR カプセルについては中止,リマチル®については継続となりました.
- 疼痛については増悪なく経過し,前述薬剤を中止としたまま退院し,膠原病内科にて外来フォローの予定となりました.
- アマリール®,ネシーナ®については,いったん中止となりました.退院時には食事が全量摂取で安定していましたが,血糖値は 100〜180 mg/dL 前後で推移していたため,アマリール®およびネシーナ®は中止のまま,かかりつけ医で相談していただく方針となりました.

文献

1) 「高齢者の安全な薬物療法ガイドライン 2015」(日本老年医学会,日本医療研究開発機構研究費・高齢者の薬物治療の安全性に関する研究研究班/編),メジカルビュー社,2015
2) O'Mahony D, et al : STOPP/START criteria for potentially inappropriate prescribing in older people : version 2. Age Ageing, 44 : 213–218, 2015

〈木村丈司,西岡達也〉

第2章 高齢者で注意したい薬剤

Case 4 第1世代抗ヒスタミン薬の変更

症例

70歳代女性．入院7日前に自転車で転倒し，A病院に搬送され，左大腿骨頸部骨折の診断となった患者．人工骨頭置換術目的で当院転院となった．入院7日後に手術施行予定である．

既往として，入院18日前に右冠動脈の石灰化病変に対して薬剤溶出性ステント（drug-eluting stent：DES）を挿入されており，バイアスピリン®錠，エフィエント®錠によるDAPT（dual antiplatelet therapy，抗血小板薬2剤併用療法）を行っている．その他の既往に，糖尿病，脳梗塞があり，また閉塞性動脈硬化症に対して内膜摘除術施行後，胃がんに対して胃部分切除術後である．

処方内容（持参薬）

- アスピリン（バイアスピリン®錠100 mg）1回2錠 1日1回 朝食後
- プラスグレル（エフィエント®錠3.75 mg）1回1錠 1日1回 朝食後
- エソメプラゾール（ネキシウム®カプセル20 mg）1回1cap 1日1回 朝食後
- カンデサルタン錠4 mg 1回0.5錠 1日1回 朝食後
- 一硝酸イソソルビド（アイトロール®錠20 mg）1回1錠 1日2回 朝夕食後
- ニコランジル錠5 mg 1回1錠 1日3回 朝昼夕食後
- クエン酸第一鉄Na錠50 mg 1回2錠 1日1回 朝食後
- ヒドロキシジン（アタラックス®-Pカプセル25 mg）1回1cap 1日1回 就寝前
- 酸化マグネシウム（マグミット®錠330 mg）1回1錠 1日3回 朝昼夕食後

- 大建中湯 1回 2.5 g 1日 3回 朝昼夕食間
- エパルレスタット (キネダック® 錠 50 mg) 1回 1錠 1日 3回 朝昼夕食前
- アセトアミノフェン (カロナール® 錠 200 mg) 1回 2錠 頓用 疼痛時
- インスリン (ノボラピッド® フレックスタッチ) 1日 3回 朝：4単位，昼：4単位，夕：4単位

検査値 (入院時)

項目	値	項目	値
AST (IU/L)	15	eGFR (mL/分/1.73m²)	78.6
ALT (IU/L)	12	HbA1c (%)	6.9
γGTP (IU/L)	12	CK (IU/L)	41
T-Bil (mg/dL)	0.3	WBC (/μL)	7,300
Na (mEq/L)	128	Hb (g/dL)	9.7
K (mEq/L)	5.0	Ht (%)	28.7
BUN (mg/dL)	17.7	Plt (/μL)	311,000
Cre (mg/dL)	0.56		

処方意図は？

- DES留置後で，バイアスピリン®，エフィエント®によるDAPTを行っています．基本的にはDES留置後のDAPTは1年間継続が必要です．またアイトロール®，ニコランジルも狭心症に対して処方されています．またDAPTによる消化管出血予防のためにネキシウム®が処方されています．
- 糖尿病に対しては，ノボラピッド®によるインスリン療法を行っています．また糖尿病性末梢神経障害に対してキネダック®が処方されています．
- 胃がんに対して胃部分切除術後であり，大建中湯が処方されています．
- アタラックス®は蕁麻疹に対して処方されており，本人曰く服用中止すると数日で症状が増悪するとのことです．
- その他，高血圧に対してカンデサルタンを，貧血に対してクエン酸第

一鉄Naを，便秘に対してマグミット®を，骨折後の疼痛に対して頓用でカロナール®を使用中です．

処方内容をどう考える？

- DES留置1カ月以内であり，ステント血栓症のリスクが高く，本来であればDAPTは中止不可能ですが，骨折に対する手術が必要であったため，ステント血栓症のリスクをふまえたうえで抗血小板薬を休薬し手術を行う方針となっています．
- 本症例では，蕁麻疹に対して第1世代抗ヒスタミン薬であるアタラックス®が処方されていますが，患者本人からの情報では何らかの抗アレルギー薬は必要な状況と考えられます．
- しかし第1世代抗ヒスタミン薬は抗コリン作用が強く，中枢への移行率も高いため，特に高齢者では認知機能低下・せん妄のリスクが高まり，口腔内乾燥や便秘の副作用も強く発現しやすいことから，高齢者の安全な薬物療法ガイドライン2015, Beers criteria 2015[1]，STOPP criteria version 2のいずれにおいても高齢者への投与を避けるべき薬剤にあげられています．
- また入院時の採血でやや血清Kが高値となっているため，アンジオテンシンⅡ受容体拮抗薬であるカンデサルタン®の服用継続には注意が必要です．

具体的にはどうする？

- 整形外科，循環器内科とも協議のうえ，抗血小板薬についてはバイアスピリン®，エフィエント®ともに手術1週間前から中止し手術を行う方針となりましたが，術後は早期に抗血小板薬を再開する必要があります．
- 第1世代抗ヒスタミン薬であるアタラックス®については，現時点で強い副作用を生じているわけではなさそうですが，今後副作用を生

じる可能性もあります．アタラックス®である必然性は低いと考えられるため，第2世代以降の抗ヒスタミン薬への変更を考慮します．薬剤を変更する場合は，症状の増悪がないか十分に注意する必要があります．
- その他の薬剤については基本的には継続する方針としました．

医師への提案

- バイアスピリン®，エフィエント®については，手術1週間前より中止し，手術翌日より再開しました．特に出血性の合併症やステント血栓症，その他心血管系の合併症は生じませんでした．
- アタラックス®について，第2世代抗ヒスタミン薬であるオロパタジン（アレロック®）への変更を提案し，変更となりました．変更後は特に症状の増悪や副作用の出現はありませんでした．

文献
1) American Geriatrics Society 2015 Beers Criteria Update Expert Panel：American Geriatrics Society 2015 Updated Beers Criteria for Potentially Inappropriate Medication Use in Older Adults. J Am Geriatr Soc, 63：2227-2246, 2015

〈木村丈司，西岡達也〉

第2章 高齢者で注意したい薬剤

Case 5 認知症患者に対する抗コリン薬投与

症例

90歳代女性．末梢動脈閉塞，右下肢重症虚血で当院循環器内科紹介，右下肢虚血部位の慢性骨髄炎の沈静化後に血行再建術を予定されていた患者．11日前に自宅で意識レベルの低下があり，他院に搬送された．壊死部位を原因とする敗血症性ショックと診断され，メロペネム1 g 12時間ごとにて加療開始された．加療開始後意識レベルの改善はみられたが，壊死部位の感染の増悪および壊死の拡大があり，膝上での下肢の切断が必要と判断され，右大腿切断術目的に当院転院となった．入院2日後に手術予定となっている．既往に糖尿病があり，また認知症，神経因性膀胱による排尿障害もあり，前医入院後は尿道留置カテーテルが挿入されている．

処方内容（持参薬）

- アスピリン（バイアスピリン®錠100 mg）1回2錠 1日1回 朝食後
- クロピドグレル（プラビックス®錠75 mg）1回1錠 1日1回 朝食後
- シタグリプチン（ジャヌビア®錠50 mg）1回1錠 1日1回 朝食後
- ラベプラゾール（パリエット®錠10 mg）1回1錠 1日1回 朝食後
- アゾセミド（ダイアート®錠30 mg）1回1錠 1日1回 朝食後
- ドネペジル（アリセプト®D錠5 mg）1回1錠 1日1回 朝食後
- プロピベリン（バップフォー®錠10 mg）1回1錠 1日1回 朝食後
- シロスタゾール（プレタール®OD錠50 mg）1回1錠 1日2回 朝夕食後
- モサプリド（ガスモチン®錠5 mg）1回1錠 1日2回 朝夕食後

- 耐性乳酸菌（ビオフェルミンR®錠）1回1錠 1日3回 朝昼夕食後
- バルプロ酸（デパケン®R錠100 mg）1回1錠 1日1回 夕食後
- イコサペント酸エチル（エパデールS 900 mg包）1回1包 1日2回 朝夕食後

🔎 検査値（入院時）

AST (IU/L)	10	Cre (mg/dL)	0.23
ALT (IU/L)	8	eGFR (mL/分/1.73m^2)	193.7
γGTP (IU/L)	20	HbA1c (%)	8.2
T-Bil (mg/dL)	0.9	WBC (/μL)	14,800
Na (mEq/L)	134	Hb (g/dL)	10.6
K (mEq/L)	3.9	Ht (%)	32.8
BUN (mg/dL)	5.5	Plt (/μL)	104,000

処方意図は？

- 末梢動脈閉塞にてプレタール®を服用中でしたが，下肢虚血の悪化があり，他院通院中にバイアスピリン®，プラビックス®，エパデールが追加されています．
- 糖尿病に対しては，ジャヌビア®の内服にて管理されていました．
- 認知症に対してアリセプト®が処方されています．また，デパケン®は抗てんかん薬としてではなく，認知症による易怒性に対する気分安定薬として処方されていたようです．
- 神経因性膀胱による排尿障害に対してバップフォー®が処方されています．

処方内容をどう考える？

- 超高齢患者の症例ですが，容体急変時は心肺蘇生・人工呼吸器の装着を含めたfull codeでの対応を家族は希望されています．前医入院前は活気があったようですが，敗血症性ショックにて前医入院後は

ADLが大きく低下しています．現在は誤嚥性肺炎のリスクもあり絶食となっていますが，内服はかろうじて可能です．必要性が低い薬剤については，内服回数を減らす目的のうえでも中止を考慮します．

具体的にはどうする？

- プレタール®，バイアスピリン®，プラビックス®，エパデールについては，手術に伴いいったん中止し，未分画ヘパリン持続投与にて管理します．術後は内服可能となれば早期に上記薬剤の内服再開を考慮します．
- 絶食中のためガスモチン®は中止を考慮します．またビオフェルミンR®についても，抗菌薬中止後は継続の必要性は低いと考えられ，中止を考慮します．
- 糖尿病のコントロールは，HbA1c 8.2％と不良です．ジャヌビア®は中止のうえ，周術期はインスリンにて血糖管理を行います．
- 下肢の感染に対して，下肢切断術終了まではメロペネムを継続予定ですが，デパケン®は血中濃度が低下するため併用禁忌です．現在活動性が低く，認知症による易怒性は問題ないと考えられるため，デパケン®の服用中止を検討します．
- また，本症例は認知症があるため，周術期せん妄のリスクがあります．神経因性膀胱に対するバップフォー®は抗コリン薬であり，せん妄を助長するおそれがあります（→sidenote）．排尿障害については尿道留置カテーテルを挿入中であることから，バップフォー®は明らかに中止しても問題ないものと考えられます．

医師への提案

- プレタール®，バイアスピリン®，プラビックス®，エパデールは周術期中止，術後は内服可能となった段階で再開となりました．
- ジャヌビア®については中止のうえ，周術期はインスリンにて血糖管

理を行いました．術後もしばらくは食事量が安定しないため，インスリンでの管理を考慮します．
- デパケン®，ガスモチン®は入院時中止，ビオフェルミンR®は抗菌薬終了後中止しました．中止後も特に症状の増悪はありませんでした．
- バップフォー®は中止としました．術後，せん妄症状は見受けられませんでした．

sidenote 高齢者で注意すべき抗コリン薬

抗コリン薬による副作用

抗コリン薬は，口渇や便秘といった有害事象の他に，転倒や認知機能低下，せん妄の原因となることが知られており，特に高齢者で問題となります．一方で高齢者では，排尿障害など，抗コリン薬の投与を受ける機会となるような疾患を合併することが多く，注意が必要です[1]．

Anticholinergic Risk Scale

抗コリン薬による有害事象を予測するためのツールの1つとして，Rudolphらにより発表されたAnticholinergic Risk Scale（ARS）があります（表）[2]．この研究では，最初に対象患者の服用薬剤について老年内科医や薬剤師が抗コリン作用の強さを0～3のスコアに分類しています．次に患者ごとに服用薬スコアを合計した後，抗コリン性の有害事象との関連性を調査し，合計スコアの高い高齢者で抗コリン性有害事象のリスク上昇と強い関連がみられたことが報告されています．もちろんこのスコアだけで一概に判断はできませんが，高齢者や認知機能低下患者，せん妄リスクの高い患者など，抗コリン性の有害事象のリスクが高い患者では，抗コリン作用の強い薬剤の投与は注意が必要です．また，すでに抗コリン作用の強い薬剤が投与されている場合には，その薬剤が必要かどうか，より副作用リスクの低い代替薬はないかについて，薬剤師は検討する必要があると考えます．

表 ● Anticholinergic Risk Scale

各薬剤の潜在的な抗コリン作用の強さに応じ，1～3点に分類されている
（1：中等度，2：強い，3：非常に強い）

3点	2点	1点
アトロピン	アマンタジン	エンタカポン
アミトリプチリン	オランザピン	クエチアピン
イミプラミン	クロザピン	ジプラシドン*
オキシブチニン	シクロベンザプリン*	セレギリン
カリソプロドール*	シメチジン	トラゾドン
クロルフェニラミン	セチリジン	パロキセチン
クロルプロマジン	デシプラミン**	ハロペリドール
ジサイクロミン	トルテロジン	プラミペキソール
ジフェンヒドラミン	ノルトリプチリン	ミルタザピン
シプロヘプタジン	バクロフェン	メトカルバモール
チオチキセン*	プソイドエフェドリン	メトクロプラミド
チオリダジン*	プロクロルペラジン	ラニチジン
チザニジン	ロペラミド	リスペリドン
トリフロペラジン*	ロラタジン	レボドパ・カルビドパ
ヒドロキシジン		
ヒヨスチアミン		
フルフェナジン		
プロメタジン		
ペルフェナジン		
ベンズトロピン*		
メクリジン		

文献2より引用
＊：本邦未承認，＊＊：販売中止（2016年8月現在）

抗コリン性作用を有する薬剤の個別注意点

①抗パーキンソン病薬

　幻覚・妄想症状は，抗コリン薬，アマンタジン，セレギリン，ドパミン受容体刺激薬（非麦角系，麦角系），エンタカポン，ゾニサミドの順に生じや

すく，薬剤を調整する場合は，直近に加えて幻覚・妄想の原因となった薬物があれば中止し，前述の順に薬剤量を調整することが推奨されています[3]．また高齢者では，幻覚に加えてイレウス，尿閉，認知機能障害を生じやすいため注意が必要です[1]．

②過活動膀胱に用いられる抗コリン薬

　膀胱選択性の低いオキシブチニン，プロピベリンと，近年上市された膀胱選択性の高いソリフェナシン，トルテロジン，フェソテロジン，イミダフェナシンがあり，膀胱選択性が高く脳内移行性の少ない薬剤を低用量から開始することで副作用の頻度を抑えることが期待されます[1]．またβ_3受容体作動薬であるミラベグロンは，抗コリン薬と同等の効果と副作用の軽減が期待できますが，QT延長や心室性不整脈などの副作用があり，心疾患系の合併症を有する患者への使用には注意が必要です[1]．

③第1世代抗ヒスタミン薬

　中枢への移行率が高く，抗コリン作用も強いため，高齢者への投与に際し注意が必要です．第2世代以降の抗ヒスタミン薬など，より安全性の高い代替薬への変更をなるべく考慮した方がよいと考えます．

文献

1) 「高齢者の安全な薬物療法ガイドライン2015」（日本老年医学会，日本医療研究開発機構研究費・高齢者の薬物治療の安全性に関する研究研究班/編），メジカルビュー社，2015
2) Rudolph JL, et al：The anticholinergic risk scale and anticholinergic adverse effects in older persons. Arch Intern Med, 168：508-513, 2008
3) 「パーキンソン病治療ガイドライン」（パーキンソン病治療ガイドライン作成委員会/編，日本神経学会/監），医学書院，2011

〈木村丈司，西岡達也〉

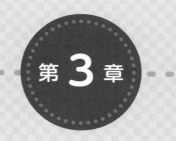

相互作用から考える

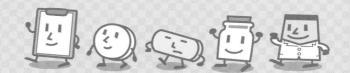

第3章 相互作用から考える

Case 1 投薬禁忌（重症筋無力症）

症例

80歳代女性．膵頭部腫瘍肝転移と重症筋無力症で当院かかりつけの患者．入院約1週間前にゴミ出しをしようとして転倒し，左肘，顔面，両膝を打撲した．その後，当院救急外来に搬送され，X線上，左上腕骨骨折が判明し緊急手術となった．なお，膵頭部腫瘍については，化学療法を希望せず，現在，経過観察中である．

処方内容（持参薬）

- アムロジピン（アムロジン®OD錠5 mg）1回1錠 1日1回 朝食後
- アルファカルシドール（ワンアルファ®錠0.5μg）1回1錠 1日1回 朝食後
- プレドニゾロン（プレドニン®錠5 mg）1回1錠 1日1回 朝食後
- パンクレアチン 1回1 g 1日3回 朝昼夕食後
- 膵臓性消化酵素配合剤〔ベリチーム®配合顆粒（1 g包）〕1回1 g 1日3回 朝昼夕食後
- ウルソデオキシコール酸（ウルソ®錠100 mg）1回1錠 1日3回 朝昼夕食後
- ピタバスタチン（リバロ®錠1 mg）1回1錠 1日1回 夕食後
- ファモチジン（ガスター®D錠20 mg）1回1錠 1日1回 夕食後
- ブロチゾラム（レンドルミン®D錠0.25 mg）1回1錠 1日1回 就寝前
- センノシド（プルゼニド®錠12 mg）1回1錠 頓用 便秘時
- シタグリプチン（ジャヌビア®錠50 mg）1回1錠 1日1回 朝食後

処方意図は？

- プレドニン®は重症筋無力症に対して内服しています．
- ステロイドの長期服用が影響したのか，ワンアルファ®は骨粗鬆症に対して，ガスター®はステロイド潰瘍に対して，ジャヌビア®は糖尿病に対して，レンドルミン®は不眠に対して，アムロジン®は血圧上昇に対して内服しています．また，リバロ®は脂質異常症に対して内服しています．
- 膵頭部腫瘍肝転移の既往があり，食欲不振の訴えがあるため，パンクレアチン，ベリチーム®を内服しています．また肝庇護薬としてウルソ®を内服しています．

処方内容をどう考える？

- ステロイドを内服中であり，合併症に対して多くの薬剤を内服しています（→第4章Case10表1参照）．
- 一方，本症例は重症筋無力症の患者ですが，レンドルミン®はベンゾジアゼピン系睡眠薬であり，重症筋無力症を悪化させるおそれがあることから禁忌に該当します．さらに転倒歴があることからも，ベンゾジアゼピン系や非ベンゾジアゼピン系薬は避けたほうが望ましいと考えられます．
- また，ガスター®については周術期にはせん妄リスクとなります．

> Point
> ★ 重症筋無力症に対してベンゾジアゼピン系薬は禁忌である．
> ★ H_2ブロッカーは周術期せん妄のリスクとなる．

具体的にはどうする？

- 睡眠薬の変更を提案します．具体的には転倒リスクが低いとされるロゼレム®（ラメルテオン）やベルソムラ®（スボレキサント）があげ

られます．また，抗うつ薬ですが，睡眠に対して促進的な作用を有するレスリン®（トラゾドン）や中枢作用が強い第一世代抗ヒスタミン薬のアタラックス®（ヒドロキシジン）なども候補として考えられます．
- 周術期にはせん妄のリスクが上昇しますが，ガスター®はせん妄を起こす薬剤として知られているため，プロトンポンプ阻害薬などへの変更が望ましいと考えられます．

医師への提案

- 転倒歴や重症筋無力症から，ベンゾジアゼピン系や非ベンゾジアゼピン系睡眠薬は中止が望ましいことを説明します．代替として，転倒リスクが低いとされるロゼレム®を提案します．結果，レンドルミン®はロゼレム®へ変更となりました．
- ステロイドを内服していることや周術期であることから，ガスター®はプロトンポンプ阻害薬への変更を提案します．結果，ガスター®はパリエット®（ラベプラゾール）10 mg/日へ変更となりました．
- 患者は骨接合術を行いましたが，せん妄や転倒などなく軽快し，退院となりました．

〈宇田篤史，西岡達也〉

第3章 相互作用から考える

Case 2 投薬禁忌(尿閉)

症例

60歳代男性．関節リウマチの既往があり，他院で加療中であった．今回の入院の1年4カ月前頃から左手を動かすときにふるえを自覚していた．その後も筋力低下や嚥下能力の低下，歩行困難を認めたため，パーキンソニズム(多系統萎縮症疑い)の精査目的に神経内科に入院することとなった．入院11日目に尿閉を自覚したため，3時間ごとの導尿を行っている．

処方内容(照会前)

- プレドニゾロン錠 1 mg 1回1.5錠 1日2回 朝夕食後
- エソメプラゾール(ネキシウム® カプセル 20 mg)1回1cap 1日1回 朝食後
- サラゾスルファピリジン(アザルフィジン®EN錠 500 mg)1回1錠 1日2回 朝夕食後
- トリアゾラム(ハルシオン® 錠 0.125 mg)1回2錠 1日1回 就寝前
- プロピベリン(バップフォー® 錠 20 mg)1回0.5錠 1日1回 夕食後
- ジクロフェナク(ボルタレン®SR カプセル 37.5 mg)1回1cap 1日2回 朝夕食後
- センノシド錠 12 mg 1回3錠 1日1回 夕食後

処方意図は?

- 関節リウマチの既往があり，ステロイドやアザルフィジン®を内服しています．

- ステロイドやNSAIDsを併用していることから消化性潰瘍のリスクが高く，ネキシウム®が処方されています．
- 不眠の訴えがあり，入院前から継続してハルシオン®を内服しています．朝方にぼーっとしてしまうとの訴えもありましたが，本人の希望もあり，入院以降も継続されています．
- 多系統萎縮症は，パーキンソン症状または小脳失調を主な症候学的特徴として，脳幹・基底核・小脳・自律神経など多系統の中枢神経障害をきたす進行性の神経変性疾患です．運動機能の低下だけでなく，便秘や排尿障害（頻尿）などの自律神経系症状もきたすため，本症例でもセンノシドやバップフォー®を内服しています．
- 関節リウマチは，関節の腫れやこわばり，痛みなどが生じるため，ボルタレン®は関節リウマチによる疼痛に対して使用されています．

 ★ ステロイドとNSAIDsの併用により，消化性潰瘍のリスクが高まる．

処方内容をどう考える？

- 頻尿に対してバップフォー®を内服していましたが，入院後に尿閉が認められました．
- バップフォー®は抗コリン薬に分類されますが，その抗コリン作用により排尿時の膀胱収縮が抑制され，症状が悪化するおそれがあることから，尿閉を有する患者には禁忌とされています．
- 尿道の閉塞疾患は，男性では前立腺疾患が最も多くなりますが，尿道狭窄などの下部尿路閉塞は女性でもみられます．尿閉や排尿困難は医薬品が原因となることも知られており，頻尿尿失禁治療薬や過活動膀胱治療薬，抗精神病薬，抗うつ薬，抗不整脈薬などでみられます．
- 薬剤投与による副作用の場合，まずは原因と考えられる薬剤を中止します．ついで，尿閉例では尿道からカテーテルを膀胱内へ挿入し，膀胱内に充満した尿を排出します（導尿）．

★ 尿閉や排尿困難は，薬剤性も念頭におく．

具体的にはどうする？

- バップフォー®の継続は困難と判断し，中止することを検討します．

医師への提案

- すでに導尿を実施していたため，バップフォー®の中止を提案します．その結果，バップフォー®は中止となりました．

〈宇田篤史，西岡達也〉

第3章 相互作用から考える

Case 3 併用禁忌（QT延長）

症例

60歳代男性．入院2カ月前に胸腔鏡下右上葉切除術を行ったところ，原発性の肺腺がんと診断され，術後化学療法目的に入院となった．発作性心房細動や狭心症，高血圧，排尿障害などの既往や下肢掻痒感の訴えもあり，かかりつけ医を受診している．「もともと心配性なんですよ．昔から家族のこととか，仕事のこととか．病気が病気やからね，心配で眠れなかったんです．でも安定剤もらうようになってからは眠剤使わずに眠れるようになりました．あれもらってから気持ちがだいぶ落ち着きました．」との発言があり，精神安定剤を内服している．

処方内容（持参薬）

- ワルファリン（ワーファリン錠1 mg）1回3.5錠 1日1回 朝食後
- フレカイニド（タンボコール®錠50 mg）1回1錠 1日2回 朝夕食後
- ベラパミル（ワソラン®錠40 mg）1回1錠 頓用 発作時
- ナフトピジル（フリバス®OD錠50 mg）1回1錠 1日1回 朝食後
- ミラベグロン（ベタニス®錠50 mg）1回1錠 1日1回 朝食後
- クロチアゼパム（リーゼ®錠5 mg）1回1錠 1日2回 朝夕食後
- 酸化マグネシウム（マグミット®錠500 mg）1回1錠 頓用 便秘時
- センナエキス（アジャストAコーワ錠40 mg）1回1錠 頓用 便秘時
- セチリジン10 mg 1回1錠 1日1回 夕食後
- ブデソニド・ホルモテロール（シムビコート®タービュヘイラー®）1日2回
- チオトロピウム（スピリーバ®2.5μgレスピマット®）1日1回

検査値（入院時）

PT-INR	1.76	Cre (mg/dL)	0.86
BUN (mg/dL)	12.4	eGFR (mL/分/1.73m^2)	68.2

処方意図は？

- 排尿障害の既往があり，α_1受容体遮断薬であるフリバス®やβ受容体刺激薬であるベタニス®を内服しています．
- 心房細動や狭心症の既往があり，抗凝固薬としてワーファリン，リズムコントロール目的にタンボコール®を内服しています．ワソラン®はレートコントロール目的に発作時の内服となっています．
- もともと心配性だったとのことですが，がんであることが明らかとなり，非常に不安定な状態となったため，精神安定剤としてリーゼ®が開始となりました．現在，不安症状は落ち着いており，睡眠薬を内服することなく良眠を得られています．
- 吸入薬は咳症状の改善に使用されています．
- もともと便秘症のようであり，マグミット®，アジャストAコーワを頓用で内服しています．
- 下肢掻痒感に対しては，抗ヒスタミン薬であるセチリジンを内服しています．

処方内容をどう考える？

- タンボコール®とベタニス®は，ともに催不整脈作用があり，またミラベグロンのCYP2D6阻害作用により，タンボコール®の血中濃度が上昇する可能性があるため併用禁忌とされています．
- スピリーバ®は抗コリン薬ですが，吸入のため全身作用が少なく，便秘の原因としてはあまり考えられないと思います．ワソラン®はカルシウム拮抗薬のため便秘の原因となるとされていますが，頓用での使

用でありその可能性は低いと考えられます．

具体的にはどうする？

- 不整脈に対してタンボコール®を使用していますが，かかりつけ医で調整されているため，中止は難しいと考えられます．
- 一方，排尿障害に対しては，フリバス®も併用しており，ベタニス®は中止しやすいと考えられます．

医師への提案

- タンボコール®とベタニス®は，ともに催不整脈作用があることを説明します．
- タンボコール®は不整脈に対して内服しているため，中止によるリスクが大きいですが，排尿障害に対してはフリバス®を併用しているため，ベタニス®の中止を検討するよう提案します．
- その後，ベタニス®は投与中止となりました．入院中に尿路感染に罹患しましたが，抗菌薬の内服により排尿困難感の増悪や排尿回数の増加，残尿感は認めず軽快しました．

sidenote QT延長とは？

　QT延長の機序は，Kチャネルの抑制作用によるものとされています．QT時間は心室筋の活動電位持続時間に相当しますが，この持続時間が延長すると心筋は電気的に不安定となり，心室期外収縮やTorsades de pointesをきたしやすくなります．重症QT延長が起こりやすい特徴としては，特定の遺伝子多型や複数のQT延長作用のある薬剤の併用（表），心臓病，低K血症や低Mg血症などの電解質異常，高齢などがあげられます．QT延長に関する薬剤を表にあげましたので参考にしてください．

表 ● QT延長に関する薬剤

Highest Risk QTc-Prolonging Agents Interacting Members	
アナグレリド（anagrelide）	ロピナビル（lopinavir）
三酸化ヒ素（arsenic trioxide）	ルメファントリン（lumefantrine）*
アミオダロン（amiodarone）	ミフェプリストン（mifepristone）*
アーテメーター（artemether）*	ニロチニブ（nilotinib）
アセナピン（asenapine）	パリペリドン（paliperidone）
アステミゾール（astemizole）**	ピモジド（pimozide）
ベプリジル（bepridil）	ピパンペロン（pipamperone [int]）
ブプレノルフィン（buprenorphine）	プロカインアミド（procainamide）
シサプリド（cisapride）**	クエチアピン（quetiapine）
シタロプラム（citalopram）*	キニジン（quinidine）
ジソピラミド（disopyramide）	キニーネ（quinine）
ドフェチリド（dofetilide）*	ソタロール（sotalol）
ドンペリドン（domperidone）	スパルフロキサシン（sparfloxacin）**
ドスレピン（dosulepin）	スルピリド（sulpiride）
ドロネダロン（dronedarone）*	テルフェナジン（terfenadine）**
エリグルスタット（eliglustat）	テトラベナジン（tetrabenazine）
エスシタロプラム（escitalopram）	チオリダジン（thioridazine）**
フルオキセチン（fluoxetine）*	トレミフェン（toremifene）
フルペンチキソール（flupentixol）*	バンデタニブ（vandetanib）
ハロファントリン（halofantrine）*	ベムラフェニブ（vemurafenib）
イブチリド（ibutilide）*	ジプラシドン（ziprasidone）*
イロペリドン（iloperidone）*	ズクロペンチキソール（zuclopenthixol）*
QTc-Prolonging Agents (Indeterminate Risk and Risk Modifying) Interacting Members	
サルブタモール（albuterol）	炭酸リチウム（lithium）
アルフゾシン（alfuzosin）*	マプロチリン（maprotiline）
アマンタジン（amantadine）	メフロキン（mefloquine）
アミスルプリド（amisulpride）*	メトトリメプラジン（methotrimeprazine）*
アミトリプチリン（amitriptyline）	メトクロプラミド（metoclopramide）

次ページに続く

アモキサピン（amoxapine）	メトロニダゾール〔metronidazole（systemic）〕
アポモルヒネ（apomorphine）	ミアンセリン（mianserin）
アルホルモテロール（arformoterol）*	ミラベグロン（mirabegron）
アリピプラゾール（aripiprazole）	ミルタザピン（mirtazapine）
アリピプラゾールラウロキシル（aripiprazole lauroxil）*	モエキシプリル（moexipril）*
アタザナビル（atazanavir）	ネルフィナビル（nelfinavir）
アトモキセチン（atomoxetine）	ニカルジピン（nicardipine）
ボルテゾミブ（bortezomib）	ノルフロキサシン（norfloxacin）
ボスチニブ（bosutinib）	ノルトリプチリン（nortriptyline）
ブセレリン（buserelin）	オクトレオチド（octreotide）
抱水クロラール（chloral hydrate）	オランザピン（olanzapine）
クロミプラミン（clomipramine）	オロダテロール（olodaterol）
ダブラフェニブ（dabrafenib）	オキサリプラチン（oxaliplatin）
ダサチニブ（dasatinib）	オキシトシン（oxytocin）
デガレリクス（degarelix）	パロキセチン（paroxetine）
デスフルラン（desflurane）	パシレオチド（pasireotide）*
デシプラミン（desipramine）**	ペンタミジン〔pentamidine（oral inhalation）〕
ジフェンヒドラミン〔diphenhydramine（systemic）〕	ペリシアジン（periciazine）
ドネペジル（donepezil）	ポサコナゾール（posaconazole）*
ドキセピン〔doxepin（systemic）〕*	プロメタジン（promethazine）
ドキセピン〔doxepin（topical）〕*	プロポフォール（propofol）
エバスチン（ebastine）	プロトリプチリン（protriptyline）*
エペリゾン（eperisone）	ラノラジン（ranolazine）*
エリブリン（eribulin）	リルピビリン（rilpivirine）
エゾガビン（ezogabine）*	リスペリドン（risperidone）
ファモチジン（famotidine）	リトナビル（ritonavir）
フェルバメート（felbamate）*	ロミデプシン（romidepsin）*
フィンゴリモド（fingolimod）	サルメテロール（salmeterol）

次ページに続く

フルコナゾール（fluconazole）	セルトラリン（sertraline）
ホルモテロール（formoterol）	セボフルラン（sevoflurane）
ホスカルネット（foscarnet）	ソリフェナシン（solifenacin）
ホスフェニトイン（fosphenytoin）	ソラフェニブ（sorafenib）
ガドホスベセット（gadofosveset）*	スルファメトキサゾール（sulfamethoxazole）
ガランタミン（galantamine）	スニチニブ（sunitinib）
ハロタン（halothane）	タクロリムス〔tacrolimus（systemic）〕
ヒストレリン（histrelin）*	タモキシフェン（tamoxifen）
ヒドロキシジン（hydroxyzine）	テルブタリン（terbutaline）
イバンドロン酸（ibandronate）	チオチキセン（thiothixene）*
イミプラミン（imipramine）	チザニジン（tizanidine）
インダカテロール（indacaterol）	トルテロジン（tolterodine）
インダパミド（indapamide）	トラゾドン（trazodone）
イソフルラン（isoflurane）	トレプロスチニル（treprostinil）
イソプロテレノール（isoproterenol）	トリフルリジン・チピラシル（trifluridine and tipiracil）
イスラジピン（isradipine）*	トリメトプリム（trimethoprim）
イトラコナゾール（itraconazole）	トリミプラミン（trimipramine）
イバブラジン（ivabradine）*	トリプトレリン（triptorelin）*
ケトコナゾール〔ketoconazole（systemic）〕	バルデナフィル（vardenafil）
ラシジピン（lacidipine）*	ベンラファキシン（venlafaxine）
ラパチニブ（lapatinib）	ビランテロール（vilanterol）
レバルブテロール（levalbuterol）*	ボリコナゾール（voriconazole）
レボシメンダン（levosimendan）*	ボリノスタット（vorinostat）
レボスルピリド（levosulpiride）*	

＊：本邦未承認薬，＊＊：販売中止（2016年8月現在）
文献1より引用

文献
1）Lexicomp®

〈宇田篤史，西岡達也〉

第3章 相互作用から考える

Case 4 リファンピシン併用によるプレドニゾロンの血中濃度低下

症例

60歳代男性．人工股関節感染にて人工股関節抜去・病巣掻爬術目的に当院に転院となった患者．既往に関節リウマチがあり，プレドニゾロン（PSL）5 mg/日にて加療中．また20年以上前に両側膝関節および股関節について人工関節置換術を施行されている．その他高血圧，不眠症，めまい症について各種薬剤の処方を受けている．

入院翌日に人工股関節抜去・病巣掻爬術が施行されたが，手術検体からは M. intracellulare が検出された．薬剤感受性結果より，クラリスロマイシン（CAM）+エタンブトール（EB）+リファンピシン（RFP）による抗菌化学療法が開始予定となった．

処方内容（持参薬）

- プレドニゾロン（プレドニン®錠5 mg）1回1錠 1日1回 朝食後
- アムロジピン錠2.5 mg 1回1錠 1日1回 夕食後
- アロプリノール（ザイロリック®錠100 mg）1回1錠 1日1回 朝食後
- ファモチジンD錠20 mg 1回1錠 1日1回 夕食後
- クエン酸第一鉄Na（フェロミア®錠50 mg）1回1錠 1日2回 朝夕食後
- リセドロン酸（アクトネル®錠17.5 mg）1回1錠 週1回 起床時
- ゾピクロン（アモバン®錠7.5 mg）1回1錠 1日1回 就寝前
- アセトアミノフェン（カロナール®錠300 mg）1回2錠 頓用 疼痛時
- ジフェニドール（セファドール®錠25 mg）1回1錠 1日3回 朝昼夕食後
- メコバラミン（メチコバール®錠500 μg）1回1錠 1日3回 朝昼夕食後

検査値（入院時）

項目	値	項目	値
AST (IU/L)	42	eGFR (mL/分/1.73m²)	59.0
ALT (IU/L)	22	CK (IU/L)	14
γGTP (IU/L)	328	尿酸 (mg/dL)	2.6
T-Bil (mg/dL)	0.8	WBC (/μL)	9,200
Na (mEq/L)	131	Hb (g/dL)	12.5
K (mEq/L)	3.2	Ht (%)	37.4
BUN (mg/dL)	15.2	Plt (/μL)	250,000
Cre (mg/dL)	0.96		

処方意図は？

- 関節リウマチに対してプレドニゾロン®にて加療中で，副作用の胃腸障害と骨粗鬆症の予防薬としてファモチジン，アクトネル®を服用中です．またセファドール®とメチコバール®はめまいに対して処方されています．さらにもともと睡眠障害があり，アモバン®を服用中です．

- 当院で病巣掻爬術を行った際に採取した検体から非結核性抗酸菌である*M. intracellulare*が検出されました．非HIV患者の非結核性抗酸菌による肺外の感染症は非常に稀ですが，本症例は関節リウマチに対してPSLによる治療を行っており，細胞性免疫不全が背景にあると考えられます．薬剤感受性結果より，CAM＋EB＋RFPの併用療法が開始予定となっています．

- その他高血圧に対してアムロジピンを服用中です．高尿酸血症，貧血の既往は不明でしたが，ザイロリック®，フェロミア®を服用中でした．

処方内容をどう考える？

- 入院時の採血結果より尿酸値は低値であり，また貧血も問題ないためザイロリック®とフェロミア®の継続必要性は低いと考えられます．

- めまいについては，入院後に耳鼻咽喉科を受診し，良性発作性頭位めまい症と診断されました．有効な薬剤はなく，理学療法が推奨されています．入院前から継続してセファドール®とメチコバール®を服用中ですが，効果は乏しいため服用薬剤が増える場合にはいったん中止を考慮します．
- ステロイド，H_2ブロッカー，ベンゾジアゼピン系薬剤は，ともにせん妄の原因となる薬剤です．手術予定のため，術後せん妄予防のために変更可能な薬剤を検討します．本症例では，まず薬剤変更が容易なH_2ブロッカーに注目します．
- CAM＋EB＋RFPによる併用治療を開始するにあたり，RFPによる肝臓の薬物代謝酵素であるCYPの誘導作用を考慮します（表）．本症例ではPSLの血中濃度低下が予測されますが，PSLの血中濃度が低下した場合は関節リウマチのコントロールの悪化および副腎不全症状の出現の恐れがあります．RFPとPSLの併用は，PSLの投与量を2〜3倍に増やすことが推奨されており[1]，本患者でもPSLの増量を考慮します（ただし増量の幅については患者の状態も加味したうえでの判断が必要です）．
- アムロジピンについてもRFPとの併用により血中濃度の低下が予測されますが，CAMとの併用では血中濃度が逆に上昇する可能性があり，両者の併用時に血中濃度がどのように変動するかについては予測が難しくなります．血圧の変動を注意深くモニターし，大きな変動がある場合には用量を調節する必要があります．

> **Point** ★ リファンピシンはCYPを誘導するため，相互作用に留意する．リファンピシンによるCYP誘導効果は，効果が最大となるまでに数日〜数週間のタイムラグがある．

表 ● リファンピシンによるCYP450誘導に起因する相互作用

誘導作用を受ける薬剤のCYP450分子種	CYP450誘導の影響を受ける薬剤
1A2	キサンチン系薬（テオフィリン［テオドール®］），オランザピン（ジプレキサ®），チザニジン（テルネリン®）
2C8	ピオグリタゾン（アクトス®），レパグリニド（シュアポスト®），トレプロスチニル（トレプロスト®；肺動脈性肺高血圧症治療薬），エンザルタミド（イクスタンジ®；前立腺癌治療薬）
2C9	ワルファリン（ワーファリン），SU薬（トルブタミド［ヘキストラスチノン*］，クロルプロパミド［アベマイド］など），ナテグリニド（スターシス®，ファスティック®），ヒダントイン系薬（フェニトイン［アレビアチン®］など）
2C19	ボリコナゾール（ブイフェンド®；アゾール系薬）
2D6	β遮断薬，メキシレチン（メキシチール®），プロパフェノン（プロノン®），ACE阻害薬（エナラプリル［レニベース®］），セビメリン（エボザック®，サリグレン®）
3A4	キニジン（硫酸キニジン），リドカイン（キシロカイン®），ジソピラミド（リスモダン®），レフルノミド（アラバ®），スタチン系薬（シンバスタチン［リポバス®］，アトルバスタチン［リピトール®］），Ca拮抗薬（ベラパミル［ワソラン®］，ジルチアゼム［ヘルベッサー®］，ニフェジピン［アダラート®］，フェロジピン［ムノバール®］），BZP系薬（トリアゾラム［ハルシオン®］），非BZP系薬（ゾルピデム［マイスリー®］，エスゾピクロン［ルネスタ®］），ステロイド系薬（副腎皮質ホルモン製剤，経口避妊薬，ジギタリス製剤），シクロスポリン（サンディミュン®，ネオーラル®），ミラベグロン（ベタニス®），抗HCV薬（テラプレビル［テラビック®］，シメプレビル［ソブリアード®］，アスナプレビル［スンベプラ®］，バニプレビル［バニヘップ®］，ダクラタスビル［ダクルインザ®］，パリタプレビル・リトナビル［ヴィキラックス®配合錠］），抗HIV薬（エルビテグラビルまたはコビシスタットを含有する製剤［スタリビルド®配合錠］，HIVプロテアーゼ阻害薬，マラビロク［シーエルセントリ®；CCR5阻害薬］，非ヌクレオシド系抗HIV薬［ネビラピン〈ビラミューン®〉，デラビルジン*，エファビレンツ〈ストックリン®〉，エトラビリン〈インテレンス®〉，リルピビリン〈エジュラント®〉］），マクロライド系薬，ケトライド系薬*，ドネペジル（アリセプト®），カルバマゼピン（テグレトール®），分子標的治療薬（ゲフィチニブ［イレッサ®］，エベロリムス［アフィニトール®，サーティカン®］など），カバジタキセル（ジェブタナ®点滴静注；抗悪性腫瘍剤），アビラテロン（ザイティガ®；前立腺癌治療薬），PDE5阻害薬，イトラコナゾール（イトリゾール®），トピラマート（トピナ®），スボレキサント（ベルソムラ®；オレキシン受容体拮抗薬），リオシグアト（アデムパス®；グアニル酸シクラーゼ［sGC］刺激薬），エルゴタミン製剤（麦角系薬），フェンタニル（デュロテップ®他），マシテンタン（オプスミット®；エンドセリン受容体拮抗薬），トルバプタン（サムスカ®；V₂-受容体拮抗薬），フェソテロジン（トビエース®；OAB治療抗コリン薬）など

次ページに続く

複数のCYP450	テルビナフィン（ラミシール®）
不明	フェニルブタゾン*，イソニアジド（イスコチン®），フルコナゾール（ジフルカン®），クロラムフェニコール系薬，ドキシサイクリン（ビブラマイシン®），ジアフェニルスルホン（レクチゾール®，プロトゲン®；治らい薬），ピルシカイニド（サンリズム®），ジドブジン（レトロビル®；非ヌクレオシド系抗HIV薬）

文献3より引用
＊は販売中止

具体的にはどうする？

- ザイロリック®とフェロミア®の中止を提案します．
- ファモチジンは，周術期のストレス潰瘍発症リスクも考慮し，プロトンポンプ阻害薬に変更を提案します．
- PSLの増量を考慮します．本症例では関節リウマチの病勢がそれほど強くないこともふまえ，PSLをまずは5 mg/日から7.5 mg/日に増量し症状をフォローすることとします．ただし，RFPによるシトクロムP450の誘導効果が最大になるには通常数日〜数週間程度かかるとされているため[2,3]，治療開始1週間後あたりでの増量を予定します．アムロジピンについては，血圧の変動をモニタリングし，大きな変動がみられるようであれば用量の調節を検討します．
- M. intracellulareに対するCAM + EB + RFPによる治療は1年以上の服用継続が必要です．アドヒアランスを保つことが非常に重要であり，そのためには必要性の低い薬剤については中止を考慮します．本症例のめまいは頭位性めまい症で，薬剤による治療効果は乏しいと考えられたため，セファドール®とメチコバール®は中止を提案します．

医師への提案

- 入院時にザイロリック®とフェロミア®は中止となり，ファモチジン

についてはラベプラゾール（パリエット® 10 mg）1錠に変更となりました．
- PSLの用量はCAM＋EB＋RFPの併用療法開始1週間後に，5 mg/日から7.5 mg/日に増量となりました．その後関節リウマチのコントロール悪化や副腎不全の症状はみられませんでした．また，血圧の大きな変動もみられませんでした．
- セファドール®とメチコバール®は中止となりましたが，中止後，めまい症状の悪化はみられず，むしろ徐々に症状は改善しました．

文献

1) Karen Baxter：「Stockley's Drug Interactions：A Source Book of Interactions, Their Mechanisms, Clinical Importance and Management（Tenth edition）」Pharmaceutical Press, 2013
2) 「これからの薬物相互作用マネジメント 臨床を変えるPISCSの基本と実践」（鈴木洋史/監），じほう，2014
3) 「新版 薬の相互作用としくみ」（杉山正康/編著），日経BP社，2016

〈木村丈司，西岡達也〉

第3章 相互作用から考える

Case 5 ブロムペリドールとメトクロプラミドの相互作用

症例

70歳代女性．変形性膝関節症に対して人工膝関節置換術目的に入院となった患者．既往にうつ病があり，他院で内服加療中である．
術後の鎮痛薬としては，トラマセット®配合錠（トラマドール・アセトアミノフェン配合）の使用が予定されており，またトラマセット®配合錠による初期の嘔気予防対策にプリンペラン®錠（メトクロプラミド）の使用が予定されている．また，入院時より低Na血症を認めていた．

処方内容（持参薬）

- ブロムペリドール（インプロメン®錠3 mg）1回1錠 1日1回 就寝前
- ニトラゼパム（ベンザリン®錠10 mg）1回1錠 1日1回 就寝前
- エスタゾラム（ユーロジン®錠2 mg）1回1錠 頓用 不安時
- エルデカルシトール（エディロール®カプセル0.75 μg）1回1cap 1日1回 朝食後
- ランソプラゾール（タケプロン®OD錠15 mg）1回1錠 1日1回 就寝前
- レバミピド（ムコスタ®錠100 mg）1回1錠 1日3回 朝昼夕食後
- アムロジピン（ノルバスク®錠5 mg）1回1錠 1日1回 朝食後

検査値（入院時）

AST (IU/L)	23	eGFR (mL/分/1.73m²)	75.7
ALT (IU/L)	19	WBC (/μL)	3,900
γGTP (IU/L)	13	Hb (g/dL)	12.8
T-Bil (mg/dL)	0.7	Ht (%)	37.6

次ページに続く

Na (mEq/L)	129	Plt (/μL)	210,000
K (mEq/L)	4.2	総コレステロール (mg/dL)	170
BUN (mg/dL)	6.0	TG (mg/dL)	43
Cre (mg/dL)	0.60	Glu (mg/dL)	86

処方意図は？

- うつ病とそれに伴う睡眠障害に対して他院でインプロメン®，ベンザリン®，ユーロジン®が処方されており，入院時の精神状態は落ち着いていました．
- 術後の疼痛コントロール目的にトラムセット®の使用が予定されています．また，トラムセット®に含まれるトラマドールは服用開始初期に嘔気を生じることがあるため，嘔気予防としてプリンペラン®の使用が予定されています．
- その他高血圧，骨粗鬆症の既往があり，ノルバスク®，エディロール®を服用中です．胃潰瘍の既往については不明でしたが，タケプロン®，ムコスタ®を服用中でした．

処方内容をどう考える？

- ベンゾジアゼピン系薬剤を併用しており，周術期せん妄，転倒，認知機能低下などのリスクが懸念されます．しかしながらうつ病の既往があり，病態は現行薬剤で安定しているため，薬剤の変更は難しいと考えます．
- ムコスタ®については，プロトンポンプ阻害薬であるタケプロン®を服用中のため，継続投与の必要性を検討します．
- 術後はプリンペラン®を服用予定ですが，本症例ではもともとインプロメン®を服用しており，両薬剤ともにドパミン受容体遮断作用を有することから，併用による錐体外路症状発症に注意が必要です．

- 入院時より低Na血症がみられていますが，本症例では頭痛，錯乱など急性の低Na血症の症状はなく，おそらく慢性の経過と考えられます．
- 低Na血症の原因検索にあたっては，血清浸透圧，尿浸透圧，尿中Na濃度の測定が必要です[1]（図）．インプロメン®はSIADH（syndrome of inappropriate of antidiuretic hormone secretion，抗利尿ホルモン分泌異常症候群）の原因薬剤にもなることから注意が必要です（→sidenote）．

★ 抗精神病薬や制吐薬として用いられるドパミン受容体遮断薬は，併用により錐体外路症状が出現するおそれがある．

★ 一部の抗精神病薬や抗てんかん薬はSIADHとそれに伴う低Na血症の原因となることがある．

具体的にはどうする？

- うつ病，睡眠障害に対するインプロメン®，ベンザリン®，ユーロジン®については，周術期せん妄，転倒などに注意しながら内服の継続を考慮します．
- 消化器症状を勘案した結果，ムコスタ®は継続投与の必要性が乏しいと考えられたため，いったん中止を提案します．
- プリンペラン®については，本症例では使用せず，トラムセット®による嘔気出現に注意しながら経過観察することを考慮します．
- 低Na血症については，今のところ症状に乏しいことから，採血で血清Naの値をフォローしながら経過観察する方針となりました．

医師への提案

- インプロメン®，ベンザリン®，ユーロジン®については，服用継続のうえ手術が施行されました．入院中，特に周術期せん妄や転倒など

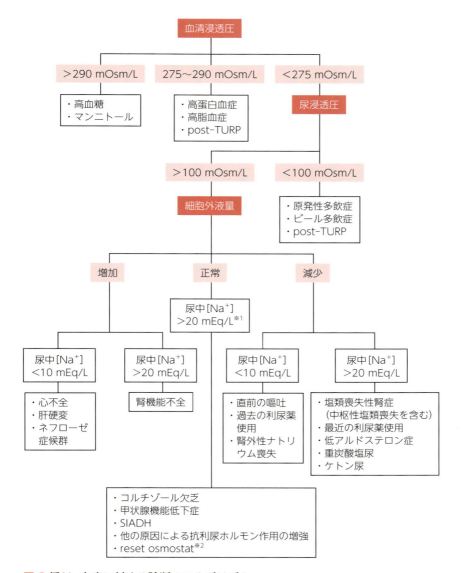

図 ● 低Na血症に対する診断のアルゴリズム
文献1より引用
post-TURP：経尿道的前立腺摘除術後，SIADH：抗利尿ホルモン分泌異常症候群
※1：尿中Naは，Na摂取量が少なければ20 mEq/L未満のことがある．
※2：浸透圧は水負荷後であれば100 mOsm/L未満のことがある．

- はありませんでした．
- ムコスタ®は入院時に中止となりました．入院中，特に消化器症状の増悪はみられませんでした．
- プリンペラン®は使用しませんでした．トラムセット®による嘔気の出現は特にみられませんでした．
- 低Na血症については，血清Naは入院中130 mEq/L前後で推移し，特に増悪はみられませんでした．低Na血症による頭痛，錯乱などの症状もみられておらず，そのまま退院となりました．

sidenote

SIADHとは？

SIADH（抗利尿ホルモン分泌異常症候群）について

SIADHとは，下垂体後葉から，または異所性に非生理的なバソプレシン分泌が起こる病態です[1]．抗利尿ホルモンであるバソプレシンの不適切な分泌により，一過性に細胞外液量が増加し，それによって糸球体濾過率が増加し，レニン・アンジオテンシン・アルドステロン系が抑制され，Naとともに水も尿中に排泄されます．このため細胞外液量正常の低Na血症となります[2]．

SIADHの主な原因としては，精神神経疾患（髄膜炎，脳炎，急性精神病，脳血管障害，脳外傷），肺疾患（肺炎，肺結核，陽圧機械換気，急性呼吸不全），悪性腫瘍（小細胞肺がんが多い），薬剤（表）があります．

SIADHの治療

SIADHの治療として，まずはバソプレシン分泌が生じる状態の改善が必要です．標準的第1治療は分泌促進因子（肺炎，薬物など）の補正と水制限です．その他食塩やタンパク質を多く含む高溶質食や，低用量のループ利尿薬とNaCl経口摂取の併用が推奨されています[3]．重篤な低Na血症では，トルバプタンなどのバソプレシン拮抗薬も推奨されていますが，急激なNa上昇のリスクもあるため，治療は入院環境下で開始し，Na濃度を注意深くフォローする必要があります[1,3]．ただし，補正が速すぎる場合に橋中心髄鞘崩壊症のリスクがあるため，ガイドラインでは血清Na濃度の上昇を最初の24時間は10 mmol/Lまでに，以降は24時間ごとに8 mmol/Lまでに制限することを推奨しています[3]．

表 ● SIADHの原因薬剤

- SSRI
- 三環系抗うつ薬
- MAO阻害薬
- 抗てんかん薬（カルバマゼピン，バルプロ酸ナトリウム，ラモトリギン）
- 抗精神病薬（フェノチアジン系薬，ブチロフェノン系薬）
- 抗がん剤（ビンカアルカロイド，プラチナ製剤，イホスファミド，メルファラン，シクロホスファミド，メトトレキサート，ペントスタチン）
- 糖尿病薬（クロルプロパミド，トルブタミド）
- その他（麻薬，MDMA，インターフェロン，NSAIDs，クロフィブラート，ニコチン，アミオダロン，プロトンポンプ阻害薬，モノクローナル抗体，デスモプレシン，オキシトシン，バソプレシン）

文献3を参考に作成

文献

1) 「ワシントンマニュアル 第13版」（髙久史麿, 他/監訳），メディカル・サイエンス・インターナショナル，2015
2) 「診断に自信がつく検査値の読み方教えます！」（野口善令/編），羊土社，2013
3) Spasovski G, et al：Clinical practice guideline on diagnosis and treatment of hyponatraemia. Eur J Endocrinol, 170：G1-47, 2014

〈木村丈司，西岡達也〉

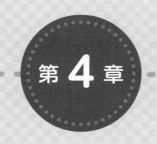

第4章

患者さんの症状や効果から考える

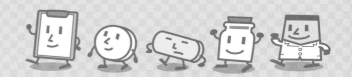

第4章 患者さんの症状や効果から考える

Case 1 複数診療科併診による多剤併用

症例

70歳代男性．全身掻痒感，2型糖尿病，慢性気管支炎，間質性肺炎，無症候性心筋虚血，低Na血症などの既往があり，脳神経外科や皮膚科，呼吸器内科，循環器内科などを受診している．6年前に肝細胞がんと診断され，肝後区域切除術，胆嚢摘出術などを施行されていたが，再発を疑う所見を認めたため，肝動脈化学塞栓術（transcatheter arterial chemoembolization：TACE）施行目的に放射線科に入院となった．なお，初回面談時に患者から，「大量の薬剤を内服することや口渇感から咳嗽をきたしていることが辛い」との訴えがあった．

処方内容（持参薬）

- クロフェダノール（コルドリン®錠12.5 mg）1回2錠 1日3回 朝昼夕食後
- ピルフェニドン（ピレスパ®錠200 mg）1回2錠 1日3回 朝昼夕食後
- プロカテロール（メプチン®エアー100μg）吸入 頓用 咳込時
- オキシトロピウム（テルシガン®エロゾル100μg）1日3回
- フェキソフェナジン（アレグラ®錠60 mg）1回1錠 1日2回 朝食後，就寝前
- ウルソデオキシコール酸（ウルソ®錠100 mg）1回2錠 1日3回 朝昼夕食後
- 酸化マグネシウム（マグラックス®錠250 mg）1回2錠 1日3回 朝昼夕食後
- 塩化ナトリウム 1回2 g 1日3回 朝昼夕食後
- ピレノキシン（カタリン®K点眼用0.005％）1日3回
- シアノコバラミン（サンコバ®点眼液0.02％）1日3回
- フルオロメトロン（フルメトロン®点眼液0.1％）1日3回

- フロセミド（ラシックス®錠20 mg）1回1錠 1日1回 朝食後
- シロドシン（ユリーフ®錠4 mg）1回1錠 1日2回 朝夕食後
- ピオグリタゾン（アクトス®OD錠15 mg）1回1錠 1日1回 朝食前
- ニフェジピン（アダラート®CR錠40 mg）1回1錠 1日1回 朝食後
- イミダプリル（タナトリル®錠5 mg）1回1錠 1日1回 夕食後
- ラベプラゾールナトリウム（パリエット®錠10 mg）1回2錠 1日1回 朝食後
- レバミピド（ムコスタ®錠100 mg）1回1錠 1日3回 朝昼夕食後
- ビソプロロール（メインテート®錠2.5 mg）1回1錠 1日1回 朝食後
- ロスバスタチン（クレストール®錠2.5 mg）1回1錠 1日1回 夕食後
- アスピリン（バイアスピリン®錠100 mg）1回1錠 1日1回 朝食後
- クロピドグレル（プラビックス®錠75 mg）1回1錠 1日1回 朝食後

検査値（入院時）

AST (IU/L)	25	K (mEq/L)	4.1
ALT (IU/L)	20	HbA1c (NGSP) (%)	6.4
γGTP (IU/L)	32	BUN (mg/dL)	18.5
T-Bil (mg/dL)	0.3	Cre (mg/dL)	0.84
Na (mEq/L)	134	eGFR (mL/分/1.73m^2)	67.0

処方意図は？

- 間質性肺炎の既往があり，ピレスパ®を内服しています．
- 一方，全身搔痒感に対して抗ヒスタミン薬（アレグラ®），慢性気管支炎に対して抗コリン薬（テルシガン®）を使用していますが，口渇感とテルシガン®の効果不十分による咳嗽をきたしており，鎮咳薬（コルドリン®）を内服しています．
- さらに抗ヒスタミン薬や鎮咳薬による便秘を考慮してか，緩下剤（マグラックス®）が処方されています．
- 浮腫に対して，ラシックス®が処方されていた経緯があり，現在も内服を継続していますが，持続する低Na血症に対して，塩化ナトリウムを内服しています．

- その他の薬剤は，2型糖尿病や白内障，心疾患などに対して処方されていると考えられます．
- 本症例の場合，TACE予定の入院ですが，TACE施行に伴う薬剤調整の必要性は乏しいと思われます．しかし，複数診療科併診による多剤併用が著しく，薬剤の減薬・減量が望ましいと考えられます．

処方内容をどう考える？

- 本症例をみたとき，内服している薬剤が大量であることにまず気付きます．また，患者からも大量の薬剤を内服することや口渇感や咳嗽が辛いとの訴えが聞かれることから，薬剤調整が望ましいと考えられます．
- 患者が訴えている口渇や咳嗽などについて，薬剤性の可能性を考えると，アレグラ®やラシックス®，塩化ナトリウム，タナトリル®などが被疑薬として考えられます．
- アレグラ®は，抗ヒスタミン薬であり，口渇作用を有しますが，全身掻痒感に対して使用しており，中止は難しいと考えられます．しかし，1日1回製剤の抗ヒスタミン薬が上市されているため，1日2回内服する必要があるアレグラ®から，1日1回製剤へ変更することができます．
- 利尿薬であるラシックス®は，口渇の原因となりますが，浮腫に対して内服が開始されたものの，現在は改善しており，いったん中止することが望ましいと考えられます．
- 一方，毎食後に内服している塩化ナトリウムは，低Na血症が現在も持続しており，中止は難しいと考えられます．しかし，Na値は134 mEq/Lと顕著な低下ではないことから，ラシックス®の中止に伴い，低Na血症が改善されれば，中止や減量も考慮できます．
- タナトリル®（ACE阻害薬）は，咳反射亢進作用を有しており，咳嗽を誘引する一因となっている可能性が考えられることから，アンジオ

テンシンⅡ受容体拮抗薬への変更が望ましいと考えられます．
- さらに，プロトンポンプ阻害薬を内服していることから，ムコスタ®は中止，便秘の訴えがないことからマグラックス®を中止，肝酵素や総ビリルビンが上昇していないことから，ウルソ®もまた中止可能と考えられます．
- アクトス®については，著明な副作用として浮腫が報告されていること，HbA1c 6.9%未満であれば，細小血管障害の発症・進展はほぼ抑制できるとの報告もあり，必ずしも投与を継続する必要性は乏しいと考えられます．

具体的にはどうする？

- **アレグラ®**

  抗ヒスタミン薬は口渇作用を有しています．アレグラ®の常用量は1日2回ですが，ザイザル®などは1日1回の用法のため変更が望ましいと考えられます．

- **ラシックス®**

  低Na血症や口渇の被疑薬として考えられます．浮腫に対して内服を開始していましたが，現在は改善を認めており，いったん中止で問題ないものと考えられます．また中止に伴い，低Na血症の改善も期待できます．

- **塩化ナトリウム**

  毎食後に内服していますが，低Na血症が持続しており，中止は難しいでしょう．ラシックス®によるNaの低下も考えられることから，ラシックス®の中止に伴い，低Na血症が改善すれば，減量や中止も考慮することができます．

- **タナトリル®**

  ACE阻害薬は咳反射亢進作用を有しています．咳反射への影響が少

ないアンジオテンシンⅡ受容体拮抗薬への変更が望ましいと考えられます．

● **ムコスタ®**

抗血小板薬を内服しており，消化性潰瘍予防に内服していると推察されますが，プロトンポンプ阻害薬を併用しています．胃痛や腹部不快感などの訴えはなく，ムコスタ®を中止しても影響は少ないものと考えます．

● **ウルソ®**

総ビリルビンを含む肝胆道系酵素の上昇はなく，中止で問題ないものと考えられます．

● **マグラックス®**

排便コントロールとして定期内服しているものと考えられますが，便秘の訴えはなく，中止で問題ないものと考えられます．

● **アクトス®**

副作用として浮腫を有することが知られています．HbA1cは6％台であり，継続する必要性は乏しいと考えられます．血糖降下薬として処方する場合は，他剤への変更を考慮します．

医師への提案

- 医師への提案の際には，処方薬剤が多いことから，薬剤の中止のみならず，服用回数を減らすことも患者にとって望ましいことを説明します．
- 具体的には，アレグラ®はザイザル®へ，タナトリル®はカンデサルタンへ変更となりました．さらに，ラシックス®，ムコスタ®，ウルソ®，マグラックス®，アクトス®は中止となりました．

〈宇田篤史，西岡達也〉

第4章 患者さんの症状や効果から考える

Case 2 感染症にて入院した糖尿病患者の薬剤調整

症例

50歳代男性．約2カ月前から左脇腹に疼痛が出現し，前医にて胸水穿刺され膿胸と診断された患者．今回，手術目的に当院転院となった．既往に糖尿病，高血圧，脂質異常症，冠攣縮性狭心症があり，近医かかりつけで各種薬剤が処方されている．

転院後は，抗菌薬〔アンピシリン・スルバクタム（ABPC/SBT）〕にて治療を開始し，状態の改善がなければ手術を検討する方針となった．糖尿病については，膿胸があり手術となる可能性もあるため，インスリンにて血糖を管理する方針となった．

処方内容（持参薬）

- アスピリン（バイアスピリン®錠100 mg） 1回1錠 1日1回 朝食後
- イルベサルタン（アバプロ®錠50 mg） 1回2錠 1日1回 朝食後
- ジルチアゼム（ヘルベッサー®Rカプセル100 mg） 1回1cap 1日2回 朝夕食後
- ロスバスタチン（クレストール®錠2.5 mg） 1回1錠 1日1回 朝食後
- エソメプラゾール（ネキシウム®カプセル20 mg） 1回1cap 1日1回 朝食後
- グリメピリド錠1 mg 1回1錠 1日1回 朝食後
- ビルダグリプチン（エクア®錠50 mg） 1回1錠 1日2回 朝夕食後
- メトホルミン（メトグルコ®錠250 mg） 1回1錠 1日3回 朝昼夕食後
- トホグリフロジン（アプルウェイ®錠20 mg） 1回1錠 1日1回 朝食後
- センノシド錠12 mg 1回2錠 頓用 便秘時

検査値（入院時）

項目	値	項目	値
AST (IU/L)	14	WBC (/μL)	13,100
ALT (IU/L)	9	Hb (g/dL)	11.2
γGTP (IU/L)	19	Ht (%)	34.6
T-Bil (mg/dL)	0.5	Plt (/μL)	381,000
Na (mEq/L)	129	Glu (mg/dL)	214
K (mEq/L)	5.3	HbA1c (%)	8.0
BUN (mg/dL)	19.7	総コレステロール (mg/dL)	164
Cre (mg/dL)	0.95	TG (mg/dL)	186
eGFR (mL/分/1.73m^2)	60.4		

処方意図は？

- 高血圧，脂質異常症，冠攣縮性狭心症に対しては，バイアスピリン®，アバプロ®，ヘルベッサー®，クレストール®を服用中です．
- 糖尿病については，SU薬であるグリメピリド，DPP-4阻害薬であるエクア®，ビグアナイド系薬剤であるメトグルコ®，SGLT2阻害薬であるアプルウェイ®でもともと管理されています．入院後はインスリンによる血糖管理への切り替えを検討しています．

処方内容をどう考える？

- 膿胸については，まずは抗菌薬（ABPC/SBT）にて加療し，状態の改善がなければ手術を検討する方針となったため，バイアスピリン®については継続服用を考慮します．
- 糖尿病については，入院時のHbA1cは8.0％とややコントロール不良です．膿胸の影響もある可能性がありますが，入院時の血糖は214mg/dLと高値であり，手術の可能性もあり，手術前後に食事摂取が不安定になる可能性や，細かい血糖管理を行うことを考慮すると，インスリンによる血糖管理への切り替えは妥当です．

- 入院患者における血糖管理の目標は，米国糖尿病学会のガイドラインでは140〜180 mg/dLが推奨されており[1]，今回はこれを目標とします．
- インスリンによる血糖管理に伴い，作用機序が類似するSU薬については中止を考慮します．またSGLT2阻害薬については，脱水を伴う場合にはケトアシドーシス発現のリスクが高まります（→ sidenote）．本症例は膿胸で，感染のコントロールが上手くいかない場合には脱水となる恐れもあるため，SGLT2阻害薬については中止を考慮します．
- DPP-4阻害薬，ビグアナイド系薬剤については，食事摂取が問題なければ継続可能と考えられます．

sidenote　SGLT2阻害薬の副作用

SGLT2阻害薬の血糖降下作用の機序は，近位尿細管に存在するsodium glucose cotransporter2（SGLT2）阻害によるグルコースの再吸収抑制・尿糖排泄促進に起因します．SGLT2阻害薬の副作用にはケトアシドーシスや，脱水とそれに起因する血栓・塞栓症，低血糖がありますが，これらの起こる機序もSGLT2阻害薬の作用機序と関連があります．

まずSGLT2阻害薬でケトアシドーシスが起こる機序としては，尿糖排泄促進によるカロリーロスにより脂肪酸酸化が増加し，ケトン体産生が増加することが背景にあります[2]．経口摂取量が減少した患者や，栄養不良や飢餓状態の患者，極端な糖質制限食を行っている患者への投与ではケトアシドーシスが起こりやすくなるため，このような副作用リスクの高い患者への投与は避けたほうがよいと考えます．

また脱水とそれに起因する血栓・塞栓症については，尿糖排泄促進による浸透圧利尿により多尿となり脱水が起こり，それが血栓・塞栓症の発症につながるものと考えられています[2]．これらの副作用について，日本糖尿病学会は「SGLT2阻害薬の適正使用に関するRecommendation」を策定し，注意を喚起しています[3]．上記の副作用の機序についてよく理解し，副作用リスクの高い患者への投与を避けること，服用中の場合はシックデイ時に必ず休薬することが重要と考えます．

- 入院時の採血で血清K値は5.3 mEq/Lと高K血症の状態でした．これについては，もともとの血糖コントロールがやや不良で，かつ膿胸の影響から高血糖になったことが原因の1つとして考えられます．高血糖時には，グルコースが浸透圧物質として働くことで，細胞内から細胞外へKが移動し，結果として高K血症となることがあります．またアンジオテンシンⅡ受容体拮抗薬であるアバプロ®を服用中で，これも高K血症の原因となっている可能性があります．高血糖が改善されれば高K血症は是正される可能性がありますが，入院時の収縮期血圧は100 mmHg前後とやや低めであったため，アバプロ®についてはいったん中止を考慮してもよいと考えられます．

具体的にはどうする？

- 入院後は，超速効型インスリン製剤を1日3回固定打ちで血糖管理することとなりました．
- これに伴い，グリメピリドとアプルウェイ®についてはいったん中止を提案します．一方，エクア®とメトグルコ®については服用継続としますが，食事摂取状況を注意深くフォローします．
- アバプロ®はいったん中止を提案します．ただしアンジオテンシンⅡ受容体拮抗薬については糖尿病患者における心血管イベントの減少効果，尿蛋白の減少などの腎保護効果があり，高血圧治療ガイドライン2014（JSH 2014）[4]でも糖尿病患者における高血圧治療の第一選択薬とされています．中止後の血圧をフォローしながら，高K血症が是正されれば服用再開を検討します．

医師への提案

- グリメピリドとアプルウェイ®は中止，エクア®とメトグルコ®については服用継続となりました．入院中に血糖値は徐々に低下傾向となったため，インスリンは中止し，最終的にはエクア®とメトグル

コ®のみで目標の血糖コントロールが達成できました.
- アバプロ®はいったん中止となりましたが,入院中の収縮期血圧は100〜130 mmHg前後で推移しました.また,高K血症はすみやかに改善しました.退院後,自宅で血圧が上昇する可能性を考慮し,退院時よりアバプロ®は再開となりました.
- 膿胸については,前医で胸水穿刺を行った際の胸水の培養結果が*Streptococcus milleli*グループと判明し,アンピシリン(ABPC)が感受性であったため,入院10日目からABPCの点滴に変更しました.抗菌薬とドレナージにより膿胸は改善したため,手術は行わず,ABPCの点滴からさらにアモキシシリン(AMPC)の内服に変更し,入院16日後に患者は退院となりました.AMPCは点滴の期間と合わせ計6週間まで服用しました.

文献
1) American Diabetes Association：Standards of Medical Care in Diabetes-2016：Summary of Revisions. Diabetes Care, 39：S4-S5, 2016
2) 保泉学,他：SGLT2阻害薬で注意すべき副作用とその対処法は？ 薬局,66 (7)：53-57, 2015
3) 日本糖尿病学会：SGLT2阻害薬の適正使用に関するRecommendation, 2014(2016年改訂).(http://www.jds.or.jp/modules/important/index.php?page=article&storyid=48)
4) 「高血圧治療ガイドライン2014」(日本高血圧学会高血圧治療ガイドライン作成委員会/編),ライフサイエンス出版, 2014

〈木村丈司,西岡達也〉

第4章 患者さんの症状や効果から考える

Case 3 投与期間の上限超過

症例

50歳代女性．入院4カ月前頃から食欲の低下を認めたため，近医で上部消化管内視鏡やMRIで検査したが異常は認められなかった．その後も体幹の筋力低下など状態が悪化したため，複数の医療機関に入院したが，確定診断には至らなかった．眼瞼浮腫，手指のゴットロン徴候，多発打ち抜き潰瘍，採血結果（アルドラーゼ軽度上昇，KL-6高値）などから皮膚筋炎が疑われたため，さらなる精査加療目的に当院，膠原病リウマチ内科へ入院となった．入院後，高用量ステロイドとカルシニューリン阻害薬などでの治療が開始となり，胃潰瘍やCMV（サイトメガロウイルス）腸炎などの合併症に対処しながら治療を継続している．

処方内容（照会時）

- グルコン酸カリウム（グルコンサンK細粒4 mEq/g, 1 g包）1回1 g 1日2回 朝夕食後
- エソメプラゾール（ネキシウム® カプセル20 mg）1回1cap 1日1回 夕食後
- アトバコン（サムチレール® 内用懸濁液750 mg/5 mL包）1回2包 1日1回 朝食後
- トラマドール（トラマール® OD錠25 mg）1回1錠 1日4回 朝昼夕食後，就寝前
- ロスバスタチン（クレストール® 錠2.5 mg）1回2錠 1日1回 夕食後
- アルファカルシドール（アルファロール® 内用液0.5 μg/mL）1回1 mL 1日1回 朝食後
- リナグリプチン（トラゼンタ® 錠5 mg）1回1錠 1日1回 朝食後

- 酪酸菌製剤（ミヤBM®錠20 mg）1回1錠 1日3回 朝昼夕食後
- モサプリド（ガスモチン®錠5 mg）1回1錠 1日3回 朝昼夕食後
- ミソプロストール（サイトテック®錠200μg）1回1錠 1日3回 朝昼夕食後
- スクラルファート内用液10％ 10 mL包 1回1包 1日3回 朝昼夕食後
- フルニトラゼパム（ロヒプノール®錠1 mg）1回1錠 1日1回 就寝前
- アムホテリシンB（ハリゾンシロップ100 mg/mL）1回1 mL 1日3回 朝昼夕食後
- 酸化マグネシウム（マグミット®錠330 mg）1回1錠 1日1回 朝食後（適宜調節可）
- アムロジピンOD錠 5 mg 1回1錠 1日2回 朝夕食後
- ビソプロロール（メインテート®錠2.5 mg）1回1.5錠 1日1回 夕食後
- タクロリムス（プログラフ®カプセル1 mg）1回2cap 1日2回 朝夕食後
- ワルファリン（ワーファリン錠1 mg）1回1錠 1日1回 夕食後
- プレドニゾロン（プレドニン®錠5 mg）朝3錠，夕1.5錠

検査値（照会時）

AST (IU/L)	18	eGFRcreat (mL/分/1.73m²)	126.5
ALT (IU/L)	14	Alb (g/dL)	2.9
γGTP (IU/L)	31	総コレステロール (mg/dL)	248
Na (mEq/L)	139	LDL-コレステロール (mg/dL)	157
K (mEq/L)	3.4	TG (mg/dL)	248
Cl (mEq/L)	102	PT-INR	1.75
フェリチン (ng/mL)	50	シスタチンC (mg/L)	1.08
BUN (mg/dL)	20.9	eGFRcys (mL/分/1.73m²)	63.4
Cre (mg/dL)	0.39		

処方意図は？

- 皮膚筋炎に対して，プレドニン®，プログラフ®などで加療されています．
- 本症例では，ステロイド潰瘍に対してネキシウム®，サイトテック®，スクラルファート，糖尿病に対してトラゼンタ®，脂質異常症に対し

てクレストール®，PCP（ニューモシスチス）肺炎予防に対してサムチレール®，口腔咽頭治療に対してハリゾンシロップ，骨粗鬆症に対してアルファロール®，血圧上昇に対してアムロジピン，メインテート®，不眠に対してロヒプノール®，電解質異常に対してグルコンサンK，下肢の深部静脈血栓症に対してワーファリンが使用されています．

- 高用量のステロイドやカルシニューリン阻害薬を長期間投与すると，CMVなどの感染に罹患しやすくなります．本症例でもCMV腸炎の既往があるため，消化器治療としてミヤBM®やガスモチン®，マグミット®が処方されています．
- 皮膚筋炎による皮膚潰瘍のため，疼痛の訴えがあります．一般的には鎮痛薬としてNSAIDsが知られていますが，ステロイドやワーファリンを併用していること，胃潰瘍の既往があることからトラマール®が選択されています．

処方内容をどう考える？

- 入院以降も容態は不安定であり，急激な減薬や減量は難しいと考えられますが，ステロイド，ワーファリンの内服中に胃潰瘍が認められたことから，現在はステロイド潰瘍に対してネキシウム®，サイトテック®，スクラルファートの3剤を内服しています．
- そのうちサイトテック®は，添付文書で「本剤を12週間以上投与しても改善傾向が認められない場合には，他の療法を考慮すること．」とされています．しかし照会時点で13週目となっていました．
- 患者の腎機能は少し低下している程度（eGFRcys = 63.4 mL/分/1.73m^2）ですが，腎機能低下時はアルミニウム排泄も低下し，アルミニウムの体内への蓄積が問題となります．スクラルファートについてもアルミニウムを含有しているため，効果が乏しいようであれば長期投与は避けることが望ましいと考えられました．

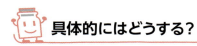
具体的にはどうする？

- サイトテック®，スクラルファートの中止が望ましいと考えられます．

医師への提案

- サイトテック®の投与期間が，添付文書上の上限期間を超過していることを説明します．また，十分な効果が認められないようであれば，スクラルファートの中止も望ましいことを説明します．
- 治療効果が明確でなかったこと，内服剤数が多数であったことから，サイトテック®，スクラルファートは中止となりました．
- タケキャブ®（ボノプラザン）の胃潰瘍に対する治癒率は，プロトンポンプ阻害薬（ランソプラゾール）と大きく変わりません[1]が，新規薬剤としての効果を期待して，ネキシウム®からタケキャブ®へ変更となりました．
- 変更後も著変なく経過し退院となりました．

文献
1）武田薬品工業株式会社：タケキャブ錠インタビューフォーム，第6版（2015年9月改訂）

〈宇田篤史，西岡達也〉

第4章 患者さんの症状や効果から考える

Case 4 抗凝固薬の投与基準の逸脱

症例

70歳代男性．もともと高血圧や便秘の既往があったが，入院3カ月前頃より全身掻痒感，下肢浮腫や倦怠感，食思低下の自覚を認めたため，近医受診後，当院紹介となった．2カ月前に消化器内科へ入院し，精密検査の結果，進行胃がん，多発肝転移と診断され，FP（フルオロウラシル・シスプラチン）療法を2クール施行した．今回3クール目のFP療法施行目的で入院となった．なお，下肢浮腫に対して，アルダクトン®A錠（スピロノラクトン）を内服していたが，女性化乳房のため入院2週間前から中止している．また，入院3カ月前は体重70 kgであったが，抗がん剤療法の開始に伴い体重低下が進み，現在は59 kgとなっている．

処方内容（入院時）

- 酸化マグネシウム（マグミット®錠330 mg）1回1錠 1日3回 朝昼夕食後
- ウルソデオキシコール酸（ウルソ®錠100 mg）1回2錠 1日3回 朝昼夕食後
- エドキサバン（リクシアナ®錠30 mg）1回2錠 1日1回 就寝前
- ラベプラゾール（パリエット®錠10 mg）1回1錠 1日1回 朝食後
- アムロジピンOD錠5 mg 1回1錠 1日1回 朝食後
- カンデサルタン錠4 mg 1回2錠 1日1回 朝食後
- カルベジロール錠2.5 mg 1回1錠 1日1回 朝食後
- ドンペリドン（ナウゼリン®錠10 mg）1回1錠 1日3回 朝昼夕食前
- ロラゼパム（ワイパックス®錠1.0 mg）1回1錠 1日1回 就寝前

検査値（入院時）

WBC (/μL)	6,000	ALP (IU/L)	5,018
RBC (/μL)	3,240,000	Na (mEq/L)	137
Hb (g/dL)	10.1	K (mEq/L)	4.9
Ht (%)	30.7	BUN (mg/dL)	24.6
Plt (/μL)	391,000	Cre (mg/dL)	1.02
AST (IU/L)	27	eGFR (mL/分/1.73m²)	55.0
ALT (IU/L)	15	収縮期血圧 (mmHg)	120〜140
γGTP (IU/L)	170	体重 (kg)	59

処方意図は？

- 進行胃がんの多発肝転移と診断されており，肝機能悪化に対してウルソ®が処方されています．
- アムロジピンやカンデサルタン，カルベジロールは，高血圧に対して内服しています．
- リクシアナ®は，深部静脈血栓症の予防に対して内服しています．悪性腫瘍やがん化学療法は，静脈血栓塞栓症の危険因子となることが日本循環器学会のガイドラインでも示されています（→sidenote）．本症例では，以前の入院で静脈血栓を生じたためリクシアナ®が開始されています．
- マグミット®は，排便コントロールに対して内服しています．
- ナウゼリン®，ワイパックス®は，抗がん剤化学療法に伴う嘔気に対して内服しています．
- パリエット®は，抗凝固薬による消化管出血を予防する目的で内服しています．

処方内容をどう考える？

- 抗がん剤療法を定期的に施行しています．その影響もあり，現在も嘔気や食思不振などの消化器症状を訴えています．ナウゼリン®やワイパックス®などはその消化器症状の軽減に用いているものと考えられます．
- 降圧薬を3種類内服していますが，収縮期血圧は120〜140 mmHgと上限付近でのコントロールとなっています．
- リクシアナ®は体重や腎機能，併用薬に応じて用量調整を行うことと記載されています．深部静脈血栓症に対する本剤の適用量は体重で異なっており，60 kg以下であれば投与量は30 mg/回となります．抗凝固薬の用量や減量基準は複雑になっていますので，表を参考にしてください．

 ## 具体的にはどうする？

- 体重が60 kg以下のため，リクシアナ®の用量を調整する必要があります．

 ## 医師への提案

- 添付文書上，リクシアナ®を減量する必要があること，現行用量では出血のリスクが高い可能性があることを説明します．

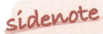
静脈血栓塞栓症の危険因子[1)]

静脈血栓塞栓症の強い危険因子としては，静脈血栓塞栓症の既往，血栓性素因，下肢麻痺，ギプスによる下肢固定が，中等度の危険因子としては，高齢，長期臥床，うっ血性心不全，呼吸不全，悪性疾患，中心静脈カテーテル留置，がん化学療法，重症感染症が，弱い危険因子としては，肥満，エストロゲン治療，下肢静脈瘤が挙げられます．

表 ● 抗凝固薬の投与量一覧

成分名	ワルファリン	ダビガトラン	アピキサバン	リバーロキサバン	エドキサバン
商品名	ワーファリン	プラザキサ®	エリキュース®	イグザレルト®	リクシアナ®
作用機序	ビタミンK依存性凝固因子生合成抑制	直接トロンビン阻害	Xa阻害	Xa阻害	Xa阻害
効能・効果	血栓塞栓症（静脈血栓症，心筋梗塞症，肺塞栓症，脳血栓症，緩徐に進行する脳血栓症など）の治療および予防	非弁膜症性心房細動患者における虚血性脳卒中および全身性塞栓症の発症抑制	①非弁膜症性心房細動患者における虚血性脳卒中および全身性塞栓症の発症抑制 ②静脈血栓塞栓症（深部静脈血栓症および肺血栓塞栓症）の治療および再発抑制	①非弁膜症性心房細動患者における虚血性脳卒中および全身性塞栓症の発症抑制 ②深部静脈血栓症および肺血栓塞栓症の治療および再発抑制	①非弁膜症性心房細動患者における虚血性脳卒中および全身性塞栓症の発症抑制 ②静脈血栓塞栓症（深部静脈血栓症および肺血栓塞栓症）の治療および再発抑制 ③下肢整形外科手術施行患者における静脈血栓塞栓症の発症抑制
成人投与量	PT-INRを指標に用量調整	150 mg/回	①5 mg/回 ②10 mg/回（投与後7日間）5 mg/回（投与8日以降）	15 mg/回	①②（60 kg超）60 mg/回 ①②（60 kg以下）30 mg/回 ③30 mg/回
減量用量		110 mg/回	半量	10 mg/回	①②（60 kg超）30 mg/回 ③15 mg/回
併用禁忌	骨粗鬆症治療用ビタミンK₂，イグラチモド	イトラコナゾール	なし	プロテアーゼ阻害剤，コビシスタットを含有する製剤，アゾール系抗真菌剤	なし
肝機能の禁忌	重篤な肝障害	なし	なし	Child-Pugh分類BまたはCに相当	①，②凝血異常を伴う肝疾患
腎機能の禁忌	重篤な腎障害	Ccr 30 mL/min未満	①Ccr 15 mL/min未満 ②Ccr 30 mL/min未満	①Ccr 15 mL/min未満 ②Ccr 30 mL/min未満	①②Ccr 15 mL/min未満 ③Ccr 30 mL/min未満

次ページに続く

	成分名	ワルファリン	ダビガトラン	アピキサバン		リバーロキサバン	エドキサバン
	商品名	ワーファリン	プラザキサ®	エリキュース®		イグザレルト®	リクシアナ®
減量基準	腎機能	なし	Ccr 30〜50 mL/min	①2つ以上	sCre：1.5 mg/dL以上	①Ccr 15〜49 mL/min	①②（60 kg超）：Ccr 15〜50 mL/min未満 ③Ccr 30〜50 mL/min
	年齢	なし	70歳以上の患者		80歳以上	なし	なし
	体重	なし	なし		60 kg以下	なし	なし
	併用薬	併用することで減量基準に該当する薬剤はなし	P-糖蛋白阻害剤（経口剤）	フルコナゾールを除くアゾール系抗菌薬 HIV阻害剤		アゾール系抗真菌剤，マクロライド系抗菌剤 ①減量を考慮する ②初期3週間は治療上やむを得ないと判断された場合を除き避けること ②初期3週間治療後は減量を考慮する	①②（60 kg超），③P-糖蛋白阻害作用を有する薬剤
	出血の既往	なし	消化管出血の既往を有する患者	なし		なし	なし

文献2を改変して転載

- その結果，リクシアナ® 30 mg（1回1錠，1日1回，朝）へ変更となりました．
- 変更後も腎機能低下は持続しましたが，減量用量のまま明らかな出血傾向なく，退院となりました．

文献
1）肺血栓塞栓症および深部静脈血栓症の診断，治療，予防に関するガイドライン（2009年改訂版）
2）中木原由佳：経口抗凝固薬の減量基準について．鹿児島市医報，54（8）：52-53，2015

〈宇田篤史，西岡達也〉

第4章 患者さんの症状や効果から考える

Case 5 末梢静脈からのKCL投与（濃度超過）

症例

70歳代女性．患者は関節リウマチ，慢性副鼻腔炎，骨粗鬆症などの既往があり，膠原病リウマチ内科，呼吸器内科に通院していた．食欲不振や嘔吐，下痢などの症状を訴えたため，感染性腸炎疑いにて膠原病リウマチ内科に緊急入院となった．入院後，血液培養から*Methicillin-resistant Staphylococcus aureus*（MRSA）が検出され，バンコマイシンを投与していたが，腎機能の低下を認めたため，テイコプラニンへ変更となった．また現在の容態からは内服が困難であり，可能な限り注射製剤へ変更となっている．

処方内容（照会時）

（内服）
- クラリスロマイシン（クラリス®錠200 mg）1回1錠 1日2回 朝夕食後
- 酪酸菌製剤（ミヤBM®錠20 mg）1回1錠 1日3回 朝昼夕食後（可能であれば内服）

（注射）
- プレドニゾロンコハク酸エステル（水溶性プレドニン®10 mg）1A×1
  生理食塩液 100 mL 1瓶×1

- テイコプラニン点滴静注用200mg 2V×1
  生理食塩液 100 mL 1瓶×1

- ビタミンB_1・糖・電解質・アミノ酸液（ビーフリード®500 mL）1袋×1
  メトクロプラミド（プリンペラン®注射液10 mg, 2 mL）1A×1

- オメプラゾール（オメプラール® 注20 mg）1V×2
  生理食塩液 20 mL 1A×2

- 含糖酸化鉄（フェジン® 静注40 mg, 2 mL）1A×2
  5％ブドウ糖注射液 50 mL 1V×2

- 5％マルトース加乳酸リンゲル液（ポタコール®R 500 mL）1袋×2
  メトクロプラミド（プリンペラン® 注射液 10 mg, 2 mL）1A×2
  塩化カリウム（KCL注キット20 mEq, 20 mL）1.5本×2

  ※点滴時間 8 時間で

検査値

（照会時）		（6日前）	
Hb (g/dL)	8.9	BUN (mg/dL)	4.3
Ht (%)	28.4	Cre (mg/dL)	0.52
MCV (fL)	75	eGFRcreat (mL/分/1.73m²)	85.9
Na (mEq/L)	136	シスタチンC (mg/L)	0.66
K (mEq/L)	2.9	eGFRcys (mL/分/1.73m²)	102.6
BUN (mg/dL)	7.5	（8日前）	
Cre (mg/dL)	0.94	Hb (g/dL)	8.9
eGFRcreat (mL/分/1.73m²)	45.0	Ht (%)	27.8
シスタチンC (mg/L)	1.04	MCV (fL)	76
eGFRcys (mL/分/1.73m²)	61.6	血清鉄 (Fe)(μg/dL)	16
（1日前）		フェリチン (ng/mL)	59
便-Hb (ng/mL)	< 50	バンコマイシン（μg/mL）	6.4
（4日前）			
バンコマイシン（μg/mL）	36.2		

処方意図は？

- 水溶性ステロイドは，関節リウマチに対して投与されています．
- 一般的にプレドニゾロンを経口製剤から静注製剤へ変更すると，経口投与量の1.5倍または2倍の水溶性プレドニゾロンへ変更されます[1]．

そのため入院時の持参では，プレドニン®5 mg 1錠を内服していましたが，注射製剤への変更により水溶性プレドニン®10 mgとなっています．今後，内服可能となったとき，5 mg製剤へ変更しなければいけないことに注意が必要です．

> **Point** ★ プレドニゾロンを経口剤から注射剤に変更する際は，投与量を1.5～2倍に変更する．

- クラリス®は，慢性副鼻腔炎に対して内服しているものと考えられます．一般的に抗菌薬の長期投与は好ましくないとされていますが，慢性副鼻腔炎に対するマクロライド系抗菌薬の投与は例外となります．この機序は，抗菌作用ではなく抗炎症作用にあるとされており，好中球浸潤と粘液分泌の抑制が主な機序とされています．クラリス®はタンパク質合成阻害薬であり，鼻汁や炎症物質の産生抑制などの働きがあります．また，クラリス®は，CYP3A4やP-糖タンパク質を阻害することが知られており，併用薬に注意しなければなりませんが，本症例では特に注意すべき併用薬はありませんでした．

- テイコプラニンはMRSA菌血症に対して投与されていますが，当初はバンコマイシンを投与していました．バンコマイシンは腎排泄型薬剤であり，血中濃度の上昇に伴い，副作用として腎機能低下が現れますので，定期的な血中濃度モニタリングが必要です．また疼痛緩和目的にNSAIDsが頻回に使用されますが，NSAIDsの使用は腎前性腎不全をきたしますので，バンコマイシンとの併用には注意が必要です．

- 本症例では，頓用でロキソプロフェンが使用されていたため，バンコマイシンとの併用による腎障害を懸念して，病棟担当薬剤師が医師にアセトアミノフェンなどへ処方を変更するよう提案していましたが，薬物血中濃度がなかなか上がらなかったこともあり，バンコマイシンとロキソプロフェンは併用して継続されていました．その結果，バンコマイシンの投与下で急激に腎機能が低下したため，テイコプラニンへ変更となりました．

> **Point** ★ バンコマイシンとNSAIDsの併用は，腎機能障害に注意．

表 ● 検査値による貧血の鑑別

	鉄欠乏性貧血	二次性貧血
血清鉄	低値	低値
総鉄結合能（TIBC）	高値	低値
フェリチン	低値	高値

文献2より引用
二次性貧血：悪性腫瘍，感染症，膠原病，肝疾患，腎疾患などが原因となる貧血

- テイコプラニンはアルブミン結合型薬剤であり，遊離型ではほとんど存在していません．そのためバンコマイシンに比べて血中濃度域が広く，腎機能低下時には比較的使用されやすいとされます．
- フェジン®は貧血に対して使用されています．MCVが経時的に低下していることから，鉄欠乏性貧血や二次性貧血が考えられます．TIBCの測定はありませんが，フェリチンがやや低いことから，鉄欠乏性貧血を考慮して投与されていると考えられます（表）．なお，一般的に二次性貧血では鉄剤は投与されません．本症例は関節リウマチの既往があることから二次性貧血の可能性もあり，経過を確認する必要があります．
- 感染性腸炎によって腸内細菌叢の破綻や下痢による脱水，腹痛などが引き起こされると考えられます．そのため，腸内細菌叢の是正には，芽胞形成酪酸菌であり，抗生剤投与下でも死滅しないミヤBM®が処方されています．
- また，下痢に伴う脱水症状に対して，ポタコール®が投与されています．下痢は低張液のため，電解質異常をきたします．本症例でもK値が2.9 mEq/Lと低下しているためKCLが輸液から投与されています．本来であればK製剤の投与は内服から開始しますが，下痢のため十分な吸収が望めないこともあり，輸液からの投与となっていると考えられます．Na値も136 mEq/Lと低下しており，今後の推移に注意する必要があります．

処方内容をどう考える?

- 本症例は膠原病患者であり,使用している薬剤数については特に多すぎることはないと考えられます.しかしながら,KCL製剤の投与は,投与濃度や速度に注意する必要があります.

❖ 投与濃度

- 静脈炎を起こさないようにするため,末梢静脈でのカリウム製剤の投与濃度は,40 mEq/L以下が推奨されています.一方,中心静脈からの投与では,100 mEq/Lまで可能とされています.
- 本症例では,KCLキット(30 mEq)+ポタコール®R(2 mEq)= 64 mEq/Lとなるため,濃度超過していることとなります.

❖ 投与速度

- カリウム製剤の経静脈的な投与速度は,麻痺や重篤な不整脈がない限り20 mEq/時を超えない速度で投与することが推奨されています[3].本症例は8時間で投与されており,特に問題ありません.

 ★ KCL製剤の静脈内投与の際は,K濃度40 mEq/L以下,投与速度20 mEq/時を超えないこと.

具体的にはどうする?

- KCLキットの投与量を少なくするか,希釈輸液量を増やす必要があります.

医師への提案

- 現在の投与濃度では,静脈炎を起こす可能性があることを伝え,濃度の調整を提案しました.その結果,本症例ではKCL製剤の投与量が減量となりました.

文献

1)「膠原病診療ノート 第2版増補」(三森明夫/著), 日本医事新報社, 2006
2)「改訂2版 今日から実践!くすりの基本と処方のDo-Don't」(福井次矢/編集主幹), メジカルビュー社, 2010
3) 2005 American heart Association Guidelines for Cardiopulmonary Resuscitation and Emergency Cardiovascular Care. Part 10. 1, Life-Threatening Electrolyte Abnormalities, Circulation, 112:IV-121-IV-125, 2005

〈宇田篤史, 西岡達也〉

第4章 患者さんの症状や効果から考える

Case 6 症状消失後の継続投与の必要性

症例

60歳代男性．約1年前から，咳嗽を自覚していたが，増悪なく経過していた．入院1カ月ほど前から腰の痛みが出現したため精査したところ，小細胞肺がんを原発巣とする転移性骨腫瘍との診断であった．今回，経皮的椎体形成術目的に放射線腫瘍科に入院となった．既往に2型糖尿病，脂質異常症，難治性逆流性食道炎，高血圧，陳旧性心筋梗塞があり，かかりつけ医がフォローしている．

処方内容（入院時）

- オキシコドン〔オキノーム®散（0.5％）〕1回1包 頓用 疼痛時
- オキシコドン（オキシコンチン®錠5 mg）1回2錠 1日2回 朝夕食後
- アセトアミノフェン錠200 mg 1回2錠 1日3回 朝昼夕食後
- 酸化マグネシウム（マグラックス®錠250 mg）1回1錠 1日3回 朝昼夕食後
- プロクロルペラジン（ノバミン®錠5 mg）1回1錠 1日3回 朝昼夕食後
- センノシド錠12 mg 1回2錠 頓用 便秘時
- デキストロメトルファン臭化水素酸塩錠15 mg 1回1錠 1日3回 朝昼夕食後
- オルメサルタン・メドキソミル（オルメテック®錠20 mg）1回1錠 1日1回 朝食後
- ロスバスタチン（クレストール®錠2.5 mg）1回1錠 1日2回 朝夕食後
- ボグリボースOD錠0.3 mg 1回1錠 1日3回 朝昼夕食直前
- エゼチミブ（ゼチーア®錠10 mg）1回1錠 1日1回 朝食後
- ラベプラゾールNa錠10 mg 1回1錠 1日1回 朝食後

- アムロジピン OD 錠 5 mg 1回1錠 1日1回 朝食後
- アスピリン腸溶錠 100 mg 1回1錠 1日1回 朝食後
- シタグリプチン（ジャヌビア®錠 50 mg）1回1錠 1日1回 朝食後
- グリメピリド錠 1 mg 1回1錠 1日2回 朝夕食後
- メトホルミン（メトグルコ®錠 250 mg）朝食後 2 錠 夕食後 1 錠

検査値（入院時）

AST (IU/L)	22	Cre (mg/dL)	0.80
ALT (IU/L)	28	eGFR (mL/分/1.73m^2)	75.4
γGTP (IU/L)	53	HbA1c (NGSP) (%)	8.0
ALP (IU/L)	324	（3日後）	
LDH (IU/L)	258	HDL-コレステロール (mg/dL)	37
Na (mEq/L)	136	LDL-コレステロール (mg/dL)	72
K (mEq/L)	4.2	TG (mg/dL)	149
BUN (mg/dL)	12.3		

処方意図は？

- オキノーム®やオキシコンチン®，アセトアミノフェンは癌性疼痛に対して使用されています．
- 麻薬の副作用として，便秘や嘔気などが知られており，例えばモルヒネであれば鎮痛に対して1/20の用量で便秘が，1/10の用量で嘔気が発現することが知られています．そのため，マグラックス®やセンノシドは便秘に対して内服しており，ノバミン®は嘔気に対して内服しています．
- デキストロメトルファンは，1年前から続いている咳嗽に対して内服していると考えられます．なおデキストロメトルファンの副作用には，眠気や頭痛，便秘などが報告されています．
- オルメテック®やアムロジピンODは高血圧に対して内服しています．
- ラベプラゾールは難治性逆流性食道炎に対して内服しています．ラベ

プラゾールの処方期間は通常8週間となっています．再発・再燃をくり返す逆流性食道炎の維持療法においては，1日1回15 mgの経口投与ですが，効果不十分の場合は，1日1回30 mgを経口投与することができるとされています．
- クレストール®やゼチーア®は脂質異常症に対して内服しています．入院3日後の採血では，LDL-コレステロール，TGは正常域内となっていました．スタチン系薬剤の副作用として，横紋筋融解症が知られています．本症例では確認されていませんでしたが，検査値ではCKの上昇や筋痛が現れます．CK値が正常上限の3〜10倍の場合は，スタチンの減量あるいは中止を検討し，CK値が10倍以上に達した場合は，筋炎を疑い服用を中止する必要があるとされます．
- アスピリンは陳旧性心筋梗塞の既往に対して内服しているものと考えられます．
- 血糖降下薬は，α-GI，ビグアナイド系，SU剤，DPP-4阻害薬と多数の薬剤を内服していますが，HbA1cは8.0％とコントロール不良です．内服理解は良好，身長156.6 cm，体重72 kg，BMI 29.4．肥満であり，食生活の乱れが考えられます．

処方内容をどう考える？

- 慢性疾患については，かかりつけ医を受診しています．今回の予定入院期間は1週間と比較的短いため，処方薬は基本的にかかりつけ医での管理が望ましく，入院中の介入は大きな問題がない薬剤だけが望ましいと考えられます．

具体的にはどうする？

- 麻薬の副作用予防として，下剤と制吐薬が処方されていますが，麻薬による嘔気は2週間以上経つと出現頻度は減少するとされています．麻薬を2週間程度内服した後に嘔気がなければ減量・中止を検討し，

漫然と長期処方とならないようにすることが望ましいと考えられます．

★ 麻薬による嘔気は，2週間程度で頻度は減少してくる．
★ そのため制吐薬の漫然投与に注意する．

医師への提案

- 麻薬による嘔気は2週間程度で治まるとされているため，制吐薬を継続する必要性は乏しいことを説明します．提案の結果，ノバミン®は中止となりました．
- その後，嘔気を訴えることなく経過し，退院となりました．
- 脂質異常症や糖尿病などの慢性疾患はかかりつけ医で加療されているため，退院後にかかりつけ医を受診する予定です．

〈宇田篤史，西岡達也〉

第4章 患者さんの症状や効果から考える

Case 7 合併症のない消化性潰瘍や食道炎に対するPPIの長期投与

症例

70歳代女性．2年半前に交通事故にて右大腿骨骨幹部骨折を受傷し，他院にて人工骨頭置換術を実施された患者．術後骨折部は偽関節と診断され，今回，再手術目的に当院転院となった．既往に関節リウマチがあり，以前はエタネルセプトを使用していたが，現在は中止しており，メトトレキサート（MTX）およびプレドニゾロン（PSL）の長期内服にてコントロールを行っている．

処方内容（持参薬）

- メトトレキサート錠2 mg 朝食後：2錠，夕食後：1錠（木曜日）
- メトトレキサート錠2 mg 朝食後：1錠（金曜日）
- 葉酸（フォリアミン®錠5 mg） 1回1錠 1日1回 朝食後（日曜日）
- プレドニゾロン錠1 mg 1回4錠 1日1回 朝食後
- ランソプラゾールOD錠15 mg 1回1錠 1日1回 朝食後
- アセトアミノフェン・トラマドール（トラムセット®配合錠） 1回1錠 1日1回 朝食後
- 酸化マグネシウム（マグミット®錠250 mg） 1回1錠 1日3回 朝昼夕食後
- センノシド錠12 mg 1回2錠 1日1回 就寝前
- アルファカルシドール（ワンアルファ®錠0.5 µg） 1回1錠 1日1回 朝食後
- L-アスパラギン酸カルシウム（アスパラ®-CA錠200 mg） 1回1錠 1日3回 朝昼夕食後

検査値（入院時）

項目	値	項目	値
AST (IU/L)	22	Alb (g/dL)	3.8
ALT (IU/L)	12	BUN (mg/dL)	16.4
γGTP (IU/L)	15	Cre (mg/dL)	0.56
T-Bil (mg/dL)	0.4	eGFR (mL/分/1.73m^2)	77.7
Na (mEq/L)	142	WBC (/μL)	10,000
K (mEq/L)	4.4	Hb (g/dL)	9.9
Ca (mg/dL)	9.2	Ht (%)	33.3
補正Ca (mg/dL)	9.4	Plt (/μL)	371,000

処方意図は？

- 関節リウマチについては，MTX 8 mg/週＋PSL 4 mg/日を長期間服用しており，MTXの副作用対策としてフォリアミン®を服用しています．
- 骨粗鬆症があり，活性型ビタミンD$_3$製剤であるワンアルファ®とCa製剤であるアスパラ®-CAを服用しています．
- PSLによる消化性潰瘍の予防目的にランソプラゾールを服用しています．
- 右大腿部の疼痛に対してトラムセット®を服用しています．
- その他，便秘がありマグミット®とセンノシドを服用しています．

処方内容をどう考える？

- 関節リウマチはMTXとPSLにて管理されており，関節症状や疼痛もコントロールできているようです．
- 周術期のMTX継続については，ガイドラインでは「整形外科予定手術では継続できる」[1]との記載になっていますが，本症例では関節リウマチの関節症状が安定していることもふまえ，術後2週間は休薬する予定となっています．一方，PSLについては周術期も継続します．
- ステロイド服用中の影響もあってか骨粗鬆症があり，骨癒合が得られていません．現在は活性型ビタミンD$_3$製剤とCa製剤を服用中で，ま

た4カ月前にはプラリア® 皮下注用シリンジ（デノスマブ）60 mgも施注されています．骨粗鬆症の管理としては妥当と考えます．
- ステロイドによる消化性潰瘍の予防目的にランソプラゾールが処方されていますが，現在のところ消化器症状はなく，また消化性潰瘍の既往もありません．
- PPI（プロトンポンプ阻害薬）については，骨折との関連が報告されています[2]．ただし，これについてはさまざまな論文があり一概には判断できませんが，少なくとも本症例では骨癒合が長期間得られておらず，かつ消化器疾患の合併もなく，プロトンポンプ阻害薬の服用期間も長期間となっているため，薬剤の変更を考慮します．
- H_2ブロッカーを代替薬とする場合には，せん妄のリスク増加に注意が必要です．本症例のようにステロイド服用中の患者や，手術予定のある患者では特に注意が必要です．

具体的にはどうする？

- ランソプラゾールをH_2ブロッカーに変更することを提案します．
- ただし，周術期にH_2ブロッカーに変更した場合，術後せん妄のリスク増加につながる可能性があるため，術後全身状態が落ち着いた段階で薬剤変更を提案します．
- 薬剤変更後は消化器症状の出現に注意が必要です．

医師への提案

- ランソプラゾールは，手術終了1週間後にファモチジン（20 mg）1回1錠1日2回に変更となりました．薬剤変更後，せん妄や消化器症状の悪化は特にみられませんでした．

文献
1）「関節リウマチ治療におけるメトトレキサート（MTX）診療ガイドライン2011年版」（日本リウマチ学会MTX診療ガイドライン策定小委員会/編），羊土社，2011
2）Zhou B, et al : Proton-pump inhibitors and risk of fractures : an update meta-analysis. Osteoporos Int, 27 : 339-347, 2016

〈木村丈司，西岡達也〉

第4章 患者さんの症状や効果から考える

Case 8 透析患者に対する薬剤調節

症例

70歳代男性．右変形性股関節症に対して右人工股関節置換術目的に入院となった患者．既往に末期腎不全があり，17年前に透析導入され現在は他院で週3回の透析を行っている．内服薬はもともと服用していた薬剤を継続していたが，術後にいくつかの電解質が高値となり，また透析中に血圧低下のエピソードもあった．さらに服用薬剤が多く，患者より薬剤整理の希望もあったため，薬剤調整を行った．

処方内容（持参薬）

- オルメサルタン・メドキソミル（オルメテック®錠20 mg）1回2錠 1日1回 夕食後
- カルベジロール（アーチスト®錠10 mg）1日2回 朝食後：0.5錠，夕食後：1錠
- ニフェジピン（アダラート®CR錠20 mg）1回1錠 1日2回 朝夕食後
- ドキサゾシン（カルデナリン®錠4 mg）1回1錠 1日1回 夕食後
- ビキサロマー（キックリン®カプセル250 mg）1回2cap 1日3回 朝昼夕食直前
- 沈降炭酸カルシウム錠500 mg 1回1錠 1日3回 朝昼夕食後
- シナカルセト（レグパラ®錠25 mg）1回2錠 1日1回 朝食後
- ポリスチレンスルホン酸ナトリウム（ケイキサレート®ドライシロップ76％）1回1包 1日1回 夕食後
- メコバラミン（メチコバール®錠500 μg）1回1錠 1日3回 朝昼夕食後
- トコフェロールニコチン酸（ユベラN®ソフトカプセル200 mg）1回1cap

1日2回 朝夕食後
- ワクシニアウイルス接種家兎炎症皮膚抽出液（ノイロトロピン®錠 4単位）1回2錠 1日2回 朝夕食後
- シアノコバラミン・ピリドキシン・ベンフォチアミン（ビタメジン®配合カプセルB25）1回1cap 1日2回 朝夕食後
- アセトアミノフェン（カロナール®錠200 mg）1回2錠 1日3回 朝昼夕食後（※術後より開始）

🔎 検査値（※透析前）

AST (IU/L)	9	BUN (mg/dL)	71.9
ALT (IU/L)	2	Cre (mg/dL)	10.9
γGTP (IU/L)	9	eGFR (mL/分/1.73m²)	3.2
T-Bil (mg/dL)	0.8	Alb (g/dL)	2.6
Na (mEq/L)	130	WBC (/μL)	8,300
K (mEq/L)	5.5	Hb (g/dL)	9.2
補正Ca (mg/dL)	10.1	Ht (%)	28.7
P (mg/dL)	5.8	Plt (/μL)	186,000
Mg (mg/dL)	2.3		

処方意図は？

- 高血圧に対して，オルメテック®，アーチスト®，アダラート®，カルデナリン®を併用し服用しています．
- 維持透析下の二次性副甲状腺機能亢進症に対してレグパラ®を服用し，かつ高P血症をコントロールするためにキックリン®と沈降炭酸カルシウムを服用しています．また，高K血症に対してケイキサレート®を服用しています．
- ノイロトロピン®は術前より服用していましたが，術後はカロナール®にて疼痛コントロールができています．
- ビタメジン®については処方意図が不明でした．なお，患者の食事摂取については何も問題はありませんでした．

処方内容をどう考える？

- 透析患者の血圧管理については，「血液透析患者における心血管合併症の評価と治療に関するガイドライン」[1]のなかで，「目標血圧の達成にはドライウェイト（DW）の適正な設定が最も重要である（1B）」と推奨されています．

- まずは必要量の透析を確保し，そのうえでDWの適切な設定・達成・維持をめざすべきと考えられますが，本症例では透析中の血圧低下から，必要な透析が確保できていないため，降圧薬の減量を考慮します．

- 降圧薬のなかには，αブロッカーであるカルデナリン®が含まれていますが，αブロッカーは起立性低血圧などの副作用リスクがあるため，Beers criteria 2015[2]では高齢者への使用を避けるべき薬剤にあげられています．また，JNC8[3]のなかでもfirst-lineの治療薬としては推奨されていません．よってまず，本剤の中止を考慮します．

- 術後に血清P値およびCa値の上昇がみられています．「慢性腎臓病に伴う骨・ミネラル代謝異常の診療ガイドライン」[4]では，「血清P濃度，血清補正Ca濃度，血清PTH濃度の順に優先して管理目標値内に維持すること（1C）」が推奨されており，CKD-MBD（CKD-mineral and bone disorder，慢性腎臓病に伴う骨・ミネラル代謝異常）に対する薬剤調整を考慮します（→ sidenote）．

- 沈降炭酸カルシウムにはCaが含まれているため，中止を考慮します．一方，本剤を中止する場合には，他のリン吸着薬を増量する必要があります．

- 血清K値は高値であり，ケイキサレート®の増量を考慮しますが，一方でケイキサレート®はNa-K交換樹脂であり，増量により血清Naが上昇するおそれがあるため注意が必要です．また，便秘がある場合には症状の増悪に注意が必要です．

- 術後疼痛については，カロナール®の服用でコントロールできている

ため，もともと服用していたノイロトロピン®は中止を考慮します．また，ビタメジン®についても服用継続する理由がないため中止を考慮します．

具体的にはどうする？

- カルデナリン®の中止を提案します．カルデナリン®を中止した場合，血圧上昇が懸念されますが，透析中の血圧低下が改善すれば十分な透析が実施できるため，結果的に血圧の管理も良好となる可能性があります．
- 入院後，キックリン®は院内採用薬ではなかったため，ホスレノール®（炭酸ランタン）に変更しました．その後，沈降炭酸カルシウム錠の中止とホスレノール®の増量を提案します．
- ケイキサレート®の増量を提案します．
- ノイロトロピン®，ビタメジン®については中止を提案します．

医師への提案

- カルデナリン®は中止となりました．中止後，特に血圧上昇は大きな問題にはなりませんでした．
- 沈降炭酸カルシウムは中止となり，これに伴いホスレノール®は増量となりました．薬剤変更後，血清P値，補正Ca値ともに低下しました．また，ホスレノール®を開始・増量後は嘔気などの消化器症状も特にみられませんでした．
- ケイキサレート®は1包/日→3包/日に増量しました．その後，血清K値は低下し，血清Na値の上昇や便秘も特に問題ありませんでした．
- 薬剤を整理する目的で，もともと服用していたノイロトロピン®およびビタメジン®は中止となりました．中止後，特に疼痛の増悪はなく，その他の症状も特に問題ありませんでした．

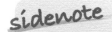

CKD-MBDについて

CKD-MBDの病態

慢性腎不全患者におけるCa, Pの代謝異常は「慢性腎不全に伴う骨・ミネラル代謝異常（CKD-mineral and bone disorder：CKD-MBD）」として捉えられるようになっています．

CKD-MBDの主たる病態は，二次性副甲状腺機能亢進症と血管石灰化です．CKD患者では，腎機能低下とともにPの排泄が障害され，高P血症となります．また腎臓でのビタミンD活性化の抑制とこれに伴う低Ca血症を生じ，副甲状腺ホルモン（PTH）分泌が促進され，骨吸収が亢進します．したがって無治療の腎不全患者では，通常高P血症，低Ca血症，高PTH血症となります[5, 6]．これらの病態は，骨や副甲状腺の病変のみならず，全身の血管石灰化の促進因子となります[4]．血管石灰化は透析患者の生命予後に影響を与える重要な因子であるため，透析患者におけるCa, Pの代謝異常は適切にマネジメントする必要があります．

CKD-MBDの管理目標について

CKD-MBDに関しては，日本透析医学会から「慢性腎臓病に伴う骨・ミネラル代謝異常の診療ガイドライン」が出されています．ガイドラインでは，P, Ca, PTHの管理目標値は以下のように示されています[4]．

- 血清P濃度：3.5〜6.0 mg/dL
- 血清補正Ca濃度：8.4〜10.0 mg/dL
  〔血清補正Ca濃度 ＝ 実測Ca濃度 ＋（4－Alb濃度）［Payneの補正式］
  ※血清Alb ＜ 4.0 g/dLの場合〕
- intact PTH値：60〜240 pg/mL

またアウトカムを生命予後とした場合，P＞Ca＞PTHの順に寄与度が高いことから，この順に優先して管理目標値内に維持することが推奨されています．また，内科治療を行ってもP, Ca, PTHの3つの値を同時に管理目標内に維持できない場合には，副甲状腺インターベンション治療の適応を検討することが推奨されています[4]．

CKD-MBDの治療薬と注意点

P, Caの治療管理法「9分割図」を図に，また各薬剤の注意点を表に示します．それぞれの特徴と注意点を理解して，薬剤を使い分ける必要があります．

表 ● CKD-MBD治療薬の特徴と注意点

分類	薬剤名	特徴	注意点
P吸着薬	沈降炭酸カルシウム	Pの低下, Caの上昇	・食直後服用 ・胃酸分泌抑制薬によりP吸着効果が低下 ・投与量の増加により高Ca血症となるため, 3g/日を上限とする
	セベラマー塩酸塩	Pの低下, Caは上昇させない	・食直前服用 ・便秘, 腹部膨満感の副作用が多く, 少量より開始することが推奨されている. ・沈降炭酸カルシウムに比べP吸着能が低い（2/3程度）ため, 沈降炭酸カルシウムからの切り替えは徐々に行ったほうがよい
	炭酸ランタン水和物	Pの低下, Caは上昇させない	・食直後服用 ・便秘はセベラマー塩酸塩と比較して少ない ・国内の臨床試験で, 沈降炭酸カルシウムの約半分の投与量で同等のP低下効果を示している ・チュアブル錠は必ず噛み砕いて服用する必要があり, 困難な場合は顆粒分包のほうがよい
	ビキサロマー	Pの低下, Caは上昇させない	・食直前服用 ・併用薬の吸収を遅延あるいは減少させる恐れがあるため, 薬剤によっては間隔をあけて服用する必要がある
	クエン酸第二鉄水和物	Pの低下, Caは上昇させない	・食直後服用 ・3価鉄が含まれており, 鉄の補充効果が期待される
ビタミンD製剤		P, Caの上昇, PTHを抑える	・活性型ビタミンD製剤の使用が, 血清Ca, P, PTH値とは独立して生命予後と関連することが報告されている ・CaとPが低めな症例でPTHを抑制する場合に適している
シナカルセト		PTHの抑制, P, Caは低下	・過度の低Ca血症を避けるため, 血清補正Ca濃度9.0 mg/dL以上で開始する ・CaとPが高めな症例でPTHを抑制する場合に適している

文献4〜6を参考に作成

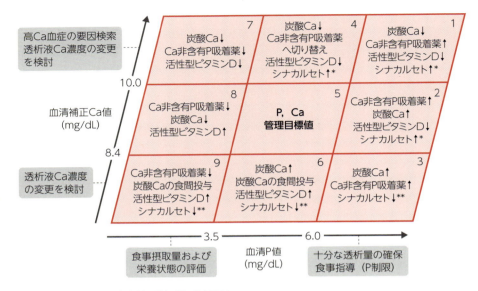

図● P, Ca の治療管理法『9分割図』
「↑」は開始または増量，「↓」は減量または中止を示す
*血清PTH濃度が高値，**もしくは低値の場合に検討する
（文献4より引用）

文献

1) 日本透析医学会雑誌，日本透析医学会編集委員会：血液透析患者における心血管合併症の評価と治療に関するガイドライン．透析会誌，44：337-425，2011
2) American Geriatrics Society 2015 Beers Criteria Update Expert Panel：American Geriatrics Society 2015 Updated Beers Criteria for Potentially Inappropriate Medication Use in Older Adults. J Am Geriatr Soc, 63：2227-2246, 2015
3) James PA, et al：2014 evidence-based guideline for the management of high blood pressure in adults：report from the panel members appointed to the Eighth Joint National Committee（JNC 8）. JAMA, 311：507-520, 2014
4) 日本透析医学会雑誌，日本透析医学会編集委員会：慢性腎臓病に伴う骨・ミネラル代謝異常の診療ガイドライン．透析会誌，45：301-356，2012
5)「腎臓病薬物療法専門・認定薬剤師テキスト」（日本腎臓病薬物療法学会/編，平田純生，他/監），じほう，2013
6)「レジデントのための血液透析患者マネジメント 第2版」（門川俊明/著），医学書院，2014

〈木村丈司，西岡達也〉

Case 9 症状改善のための継続投与に対する介入

症例

70歳代女性．4年前に転倒し，右大腿骨頸部骨折を受傷，他院にて右人工骨頭置換術を施行された患者．術後から膝関節屈曲時に疼痛があり，X線で膝蓋骨の外側変位を認めたため手術目的に入院となった．既往として高血圧，脂質異常症がある．その他にも複数の薬剤を服用しているが，服用する契機となった症状については，現在認めていないものもあり，薬剤調整を行った．

処方内容（持参薬）

- オルメサルタン・メドキソミル（オルメテック®錠20 mg）1回1錠 1日1回 朝食後
- アゼルニジピン（カルブロック®錠16 mg）1回1錠 1日1回 朝食後
- ロスバスタチン（クレストール®錠2.5 mg）1回1錠 1日1回 朝食後
- ラベプラゾール（パリエット®錠10 mg）1回1錠 1日1回 夕食後
- モンテルカスト（シングレア®錠10 mg）1回1錠 1日1回 就寝前
- デキストロメトルファン（メジコン®錠15 mg）1回1錠 1日1回 就寝前
- アルファカルシドール（ワンアルファ®錠0.5 μg）1回1錠 1日1回 昼食後
- イフェンプロジル（セロクラール®錠20 mg）1回1錠 1日2回 朝夕食後
- クロチアゼパム（リーゼ®錠5 mg）1回1錠 1日2回 朝夕食後
- トコフェロールニコチン酸（ユベラN®ソフトカプセル200 mg）1回1cap 1日3回 朝昼夕食後
- アセトアミノフェン（カロナール®錠300 mg）1回2錠 1日2回 朝夕食後
- エペリゾン（ミオナール®錠50 mg）1回1錠 1日3回 朝昼夕食後

- リマプロスト・アルファデクス（プロレナール® 錠 5μg）1回1錠 1日3回 朝昼夕食後
- 芍薬甘草湯エキス顆粒 1回2.5g 1日1回 就寝前

検査値（入院時）

AST (IU/L)	24	Cre (mg/dL)	1.00
ALT (IU/L)	18	eGFR (mL/分/1.73m²)	40.9
γGTP (IU/L)	37	Alb (g/dL)	4.2
T-Bil (mg/dL)	0.6	総コレステロール (mg/dL)	176
Na (mEq/L)	138	TG (mg/dL)	254
K (mEq/L)	4.3	WBC (/μL)	5,200
補正Ca (mg/dL)	9.4	Hb (g/dL)	11.9
P (mg/dL)	3.0	Ht (%)	35.3
BUN (mg/dL)	16.6	Plt (/μL)	160,000

処方意図は？

- 入院契機となった膝の疼痛に関しては，カロナール®とミオナール®で管理されています．
- 高血圧に対してオルメテック®およびカルブロック®を，脂質異常症に対してクレストール®およびユベラN®を服用しています．
- シングレア®，メジコン®については，数カ月前に夜間咳嗽があり，他院にて処方されました．しかし，入院時の初回面談では現在咳嗽症状は改善しているとのことです．
- セロクラール®については，数年前にめまい症状があり，他院にて処方されました．しかし，入院時の初回面談では現在めまい症状はないとのことです．
- リーゼ®は不眠に対して処方されています．しかし，朝に服用した後は眠気を感じているとのことです．
- 芍薬甘草湯は，こむら返りに対して他院にて約2年前から処方されています．現在，症状は改善していますが，連日定期服用しています．

処方内容をどう考える？

- eGFR 40 mL/分/1.73m² 程度の軽度腎機能障害があるため，NSAIDs ではなくカロナール® で疼痛管理を行うことは妥当と考えます．
- 夜間咳嗽は，喀痰排出がないため，咳喘息やアトピー咳嗽などであった可能性がありますが，情報が少なくこれだけでは判断できません．しかしながら現在症状は改善しているため，少なくとも症状改善を目的としたメジコン® については中止を考慮します．
- 患者には脳血管疾患の既往はありませんでした．セロクラール® については，出血傾向のリスクが若干あるため，手術にあたりいったん中止しますが，中止中に特にめまい症状の再燃などの問題がなければ再開は不要と考えます．
- リーゼ® については，服用後の眠気に加え転倒の既往があるため，ベンゾジアゼピン系薬剤はなるべく使用を避けるか，使用するとしても最小限の使用に留めたほうがよいものと考えます．
- 症状改善後も芍薬甘草湯を定期服用していますが，芍薬甘草湯には偽性アルドステロン症の副作用があり，本症例では高血圧も合併しているため，いったん中止を考慮します．

具体的にはどうする？

- シングレア® は，患者の咳嗽が咳喘息であった可能性も考慮し継続します．一方，メジコン® についてはいったん中止し，症状再燃がないか経過観察することを提案します．
- セロクラール® については，手術にあたりいったん中止します．
- リーゼ® は，朝の服用分に関しては中止を提案します．ただしベンゾジアゼピン系薬剤の急な中止は退薬症状の出現，不眠増悪のリスクがあるため注意が必要です．
- 芍薬甘草湯については，定期内服を中止し，症状出現時の頓服に変更することを提案します．

★ 症状改善を目的とした処方薬は，症状改善後は漫然と処方継続せず，頓用への切り替えや中止を検討する．

 医師への提案

- シングレア®は継続し，メジコン®は服用中止となりました．中止後，特に症状の再燃・増悪はみられませんでした．
- セロクラール®は術前に中止となりました．中止後，特に症状の再燃・増悪はありませんでした．入院期間が短いため，これだけでは判断できない可能性もありますが，セロクラール®については，このまま中止で経過をみてもよいと考えます．
- リーゼ®については，朝の服用分を中止し，1回1錠 夕食後に変更となりました．中止後，不眠の増悪はみられず，朝の眠気についても改善しました．入院中に転倒・せん妄などの有害事象もみられませんでした．
- 芍薬甘草湯は，就寝前の定期内服を中止し，症状出現時の頓服に変更となりました．定期内服中止後，症状の再燃はなく，芍薬甘草湯は全く服用しませんでした．

〈木村丈司，西岡達也〉

第4章 患者さんの症状や効果から考える

Case 10 睡眠薬によるもち越し効果

 症例

60歳代男性．手指の疼痛・腫脹が出現し，徐々に増悪した．皮膚科を受診するも改善なく，その後皮膚筋炎が疑われたため，膠原病リウマチ内科に入院することとなった．入院後，リンデロン®錠，エンドキサン®パルス療法，プログラフ®カプセル，血漿交換などで加療しているが，皮膚筋炎に伴う肺病変は徐々に進行している．ステロイド性不眠に対して睡眠薬を内服していたが，訪室時，翌日に効果がもち越しているとの訴えがあった．

（照会日前日）

「今飲んでいる睡眠薬（ロヒプノール®錠1 mg）はよく眠れるんだけど，次の日がなんかしゃきっとしない感じがする．飲んだのが23時くらいで遅かったせいかもしれないから，今日は21時頃に飲んでみようかと思っています．」

（照会日）

「昨日は21時に睡眠薬（ロヒプノール®錠1 mg）を飲んで3時くらいに起きました．あまり寝過ぎてもいけないと思って，お茶を飲んだりした後4時半～6時くらいまでまた寝ました．9時半頃血漿交換に出かけたんですけど，そのときも身体がだるくてしゃきっとしない感じがしていました．前の（ブロチゾラム錠0.25 mg）は効果がちょっと弱い感じがするけど，今の（ロヒプノール®錠1 mg）は強い感じがします．」

💊 処方内容（照会時）

（内服）

- ポリスチレンスルホン酸ナトリウム〔ケイキサレート®ドライシロップ（76％, 3.27 g包）〕1回1包 1日3回 朝昼夕食後
- アムホテリシンB〔ハリゾンシロップ（100 mg/mL）〕1回1 mL 1日4回 朝昼夕食後，就寝前
- フルニトラゼパム（ロヒプノール®錠1 mg）1回1錠 1日1回 就寝前
- ベタメタゾン（リンデロン®錠0.5 mg）朝食後 7錠 夕食後 6錠
- アレンドロン酸（ボナロン®錠35 mg）1回1錠 金曜日 起床時
- シルニジピン（アテレック®錠10 mg）1回2錠 1日1回 朝食後
- スルファメトキサゾール・トリメトプリム（バクタ®配合錠）1回1錠 1日1回 朝食後
- タクロリムス（プログラフ®カプセル 1 mg）1回4錠 1日2回 朝夕食後
- ランソプラゾールOD錠 15 mg 1回1錠 1日1回 朝食後
- センノシド錠 12 mg 1回2錠 頓用 便秘時

（注射）

- インスリンアスパルト（ノボラピッド®注フレックスタッチ®）朝 10単位，昼 10単位，夕 14単位（食直前）
- インスリングラルギン（ランタス®注ソロスター®）朝 16単位（食直前）

（14日前に実施）

- シクロホスファミド（エンドキサン®）注 1,200 mg 1日1回
  生理食塩液 500 mL 1日1回
- グラニセトロン静注液 1 mg 1日1回
  生理食塩液 100 mL 1日1回
- メスナ（ウロミテキサン®注 480 mg）1日3回
  生理食塩液 100 mL 1日3回

💊 検査値（照会時）

AST (IU/L)	23	K (mEq/L)	3.9
ALT (IU/L)	30	BUN (mg/dL)	25.8
γGTP (IU/L)	22	Cre (mg/dL)	0.71
Na (mEq/L)	136	eGFR (mL/分/1.73m^2)	85.2

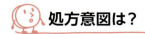
処方意図は？

- 皮膚筋炎に対して，リンデロン®，エンドキサン®パルス，タクロリムス，血漿交換などで加療されている患者です．
- ステロイドによる副作用は，ステロイド潰瘍や耐糖能低下，感染，骨粗鬆症，高血圧，不眠などが知られており，特にステロイド大量投与の際には，副作用発現に注意する必要があります（表1）.
- 本症例では，骨粗鬆症予防に対してはボナロン®，高血圧に対してはアテレック®，ニューモシスチス肺炎予防に対してはバクタ®，ステロイド潰瘍予防に対してはランソプラゾール，不眠に対してはロヒプノール®を内服しています．
- ステロイド治療に伴う免疫力の低下により，口腔咽頭カンジダが発症することがありますが，治療にはハリゾンシロップやフロリードゲル（ミコナゾール）などがよく使用されます（表2）．
- ハリゾンシロップは，消化管から吸収されず，全身性の副作用が少な

表1 ● ステロイド副作用の発現頻度と発現時期

副作用	発現率(%)	発現時期による分類		
		早期出現型（治療後約2週間）	中期発現型（治療後2週～数カ月）	後期発現型（治療後数カ月～）
ステロイド潰瘍	3～10	○		
耐糖能低下	11～12	○	○	
脂質異常症	24		○	
感染	13～25	○	○	○
肥満	24～30		○	
骨粗鬆症	3～36			○
高血圧	5～12	○	○	
精神症状	1～11	○	○	
視床下部・下垂体・副腎系抑制	1～2			○

文献1より改変して転載

表2 ● 口腔咽頭カンジダの治療薬

第1選択薬	
フルコナゾール	100〜400 mg/日 1日1回 経口投与
イトラコナゾール内服液またはカプセル剤	200 mg/日 1日1回 経口投与
第2選択薬	
ボリコナゾール	200 mg/回 1日2回 経口投与
ミカファンギン	100〜150 mg/日 1日1回 点滴静注
カスポファンギン	50 mg/日 1日1回 点滴静注
アムホテリシンBシロップ	100 mg/mL 1回1〜5 mL 1日2〜4回
ミコナゾールゲル	100 mg/回 1日2〜4回

文献2を参考に作成

いのが特徴です．一方，フロリードゲルなどのアゾール系抗真菌薬は，CYP3A4，CYP2C9などと親和性を有するため，併用禁忌〔イグザレルト®（リバーロキサバン）やハルシオン®（トリアゾラム）など〕や併用注意（ワルファリンやシクロスポリンなど）があるため，使用時には注意が必要です．本症例は多数の薬剤を内服しており，他剤との相互作用が少ないハリゾンシロップを選択していると考えられました．

- インスリン製剤は，ステロイドによる血糖上昇に対して使用されていると考えられます．軽度の血糖上昇であれば，血糖降下薬の内服が使用されますが，コントロールが困難となるとインスリン製剤を使用します．
- ステロイド治療中の血糖変動は，夜に高く，朝に低くなることが多いため，夜にインスリン量が多くなっています．
- シクロホスファミドの代表的な副作用として，嘔気や出血性膀胱炎などが報告されており，嘔気に対してはグラニセトロン静注液，出血性膀胱炎に対してはウロミテキサン®注が処方されています．
- ケイキサレート®は，電解質異常（血清K値の上昇）に対して内服していると考えられます．本症例では，ステロイド投与によるPCP肺炎予防に対して，バクタ®を内服しています．バクタ®の成分である

トリメトプリムが遠位尿細管からのKの排泄を妨げることから，バクタ® 投与中にはK値が上昇することが知られています．またプログラフ® についても副作用でK値が上昇する頻度が高いため，本症例でもK値の上昇をきたしているものと考えられます．また，ケイキサレート® は便秘を起こすことが知られており，頓用でセンノシド錠が処方されています．

処方内容をどう考える？

- 入院以降も容態は悪化しており，極端な減薬や減量は難しいと考えられます．
- 一方，睡眠薬のもち越しについて訴えがあったことから，変更が望ましいと考えられました．

具体的にはどうする？

- ステロイド内服に伴う不眠に対して，現在は中時間型のロヒプノール® を内服しています．照会前日には内服時間を変更することで，もち越しが軽減できるか試みましたが，依然翌日まで倦怠感は続いている様子でした．
- ロヒプノール® を内服する前は，ブロチゾラムを内服していましたが，睡眠時間が短いとの訴えでロヒプノール® へ変更となった経緯があります．
- 以上から，他の睡眠薬へ変更するか，減量するかが望ましいと考えられました．他の薬剤へ変更する場合は，作用時間がブロチゾラムとロヒプノール® の間となる薬剤（例：リスミー® など）が望ましいと考えられます（→ sidenote）．

医師への提案

- 睡眠薬の影響が内服翌日まで続いており，倦怠感を感じていると訴えていること，本人の訴えがあることから，他剤（例えばリスミー®など）への変更か減量が望ましいことを伝えます．
- 本症例では，提案の結果，0.5錠へ減量となりました．
- その後，2週間ほど0.5錠で内服していましたが，原疾患の症状が悪化し床上安静となり転倒リスクが低くなったことから，本人と相談しながら漸増し，2錠まで増量となりました．

sidenote 睡眠薬の分類

　睡眠導入剤は，大きく分けてベンゾジアゼピン（BZ）系と非BZ系，ラメルテオン（ロゼレム®），スボレキサント（ベルソムラ®）に分類されます．BZ系や非BZ系は中枢性ベンゾジアゼピン受容体（GABA-A受容体）に作用します．GABA-A受容体には，サブタイプω1とω2がありますが，催眠作用にかかわるのはω1受容体といわれており，ω2受容体は抗不安作用や筋弛緩作用との関連が報告されています．BZ系睡眠薬はω1とω2のいずれにも親和性がありますが，非BZ系睡眠薬はω1受容体選択性が高いため，BZ系に比べて筋弛緩作用が弱いとされます．一方，ラメルテオンは眠気を誘発するメラトニン受容体に作用し，スボレキサントは覚醒にかかわるオレキシン受容体を阻害するといわれています．このようにラメルテオンやスボレキサントは作用機序が異なるため，筋弛緩作用や健忘などといったGABA-A受容体に関する副作用はほとんどみられません．耐性や依存の形成，離脱症状などについても，BZ系に比べて非BZ系やラメルテオン，スボレキサントは形成されにくいとされており，最近ではその使用が増えています．

　睡眠薬を長期間内服した後に減量や中止をすると不眠や動悸，吐き気など，離脱症状といわれる症状が現れることがあります．そのため，睡眠薬を中止する際には，離脱症状が起きないよう時間をかけてゆっくり減量，中止することが重要となります．離脱症状が起きやすい薬剤は，力価が強いものやベンゾジアゼピン系睡眠薬でリスクが高いとされます．

　具体的な睡眠薬の減量方法ですが，数日〜数週間かけて徐々に減量するこ

分類		一般名	商品名	半減期（時）
メラトニン受容体作動薬		ラメルテオン	ロゼレム®	1
オレキシン受容体拮抗薬		スボレキサント	ベルソムラ®	10
非ベンゾジアゼピン系	超短時間作用型	ゾルピデム ゾピクロン エスゾピクロン トリアゾラム	マイスリー® アモバン® ルネスタ® ハルシオン®	2 4 5〜6 2〜4
ベンゾジアゼピン系	短時間作用型	エチゾラム ブロチゾラム リルマザホン ロルメタゼパム	デパス® レンドルミン® リスミー エバミール®，ロラメット®	6 7 10 10
	中間作用型	ニメタゼパム フルニトラゼパム エスタゾラム ニトラゼパム クアゼパム	エリミン® サイレース® ユーロジン® ベンザリン®，ネルボン® ドラール®	21 24 24 28 36
	長時間作用型	フルラゼパム ハロキサゾラム	ダルメート® ソメリン®	65 85

文献3を改変して転載

とで離脱症状を軽減することができるといわれています．例えば1種類の睡眠薬を4分の1錠ずつ減らし，1〜2週間経過をみて問題がなければさらに4分の1錠を減らすなど時間をかけて減量することが大事です．なお，ラメルテオンやスボレキサントは，その作用機序から急に断薬しても反跳性不眠は起きにくいとされています．

文献

1) 芦澤潔人，江口勝美：ステロイド剤副作用の発現頻度と発現時期．臨床と研究，78(8)：1424-1426, 2001
2) 「深在性真菌症の診断・治療ガイドライン2014」（深在性真菌症のガイドライン作成委員会），共和企画，2014
3) 「睡眠薬の適正な使用と休薬のための診療ガイドライン」（厚生労働科学研究・障害者対策総合研究事業「睡眠薬の適正使用及び減量・中止のための診療ガイドラインに関する研究班」，日本睡眠学会・睡眠薬使用ガイドライン作成ワーキンググループ/編），2013
4) 各種インタビューフォーム

〈宇田篤史，西岡達也〉

第4章 患者さんの症状や効果から考える

Case 11 透析患者におけるリン吸収抑制薬の必要性

症例

30歳代男性．15年来の全身性エリテマトーデス患者であり，ステロイドによる治療を継続している．ループス腎炎からの腎不全維持透析で他院に入院していたが，倦怠感と食事摂取量の低下，嘔吐などを認め，感染症の罹患が疑われたため，当院，膠原病リウマチ内科へ転院となった．また血小板減少や腹水，緑内障など多くの疾患を合併しており，その治療も行っている．

処方内容（入院時）

（内服）
- ニフェジピンCR錠20 mg 1回1錠 1日2回 朝夕食後
- カルベジロール錠10 mg 1回0.5錠 1日2回 朝夕食後
- 沈降炭酸カルシウム（カルタン®OD錠500 mg）1回1錠 1日3回 朝昼夕食後
- クエン酸第二鉄水和物（リオナ®錠250 mg）1回2錠 1日3回 朝昼夕食後
- ブロチゾラム（グッドミン®錠0.25 mg）1回1錠 1日1回 就寝前
- センノシド錠12 mg 1回2錠 1日1回 就寝前
- プレドニゾロン錠1 mg 1回2.5錠 1日1回 夕食後
- プレドニン®錠5 mg 1回2錠 1日2回 朝昼食後
- アロプリノール（サロベール®錠100 mg）1回1錠 1日1回 昼食後
- イミダプリル塩酸塩錠5 mg 1回2錠 1日1回 朝食後
- ラベプラゾールNa錠10 mg 1回1錠 1日1回 朝食後

- ポラプレジンク OD 錠 75 mg 1回1錠 1日1回 朝食後
- エピナスチン（ピナジオン®錠 20 mg）1回1錠 1日1回 朝食後
- タクロリムスカプセル 1 mg 1回1錠 1日1回 夕食後
- メテノロン（プリモボラン®錠 5 mg）1回1錠 1日2回 朝夕食後
- ピコスルファートナトリウム内用液 0.75％ 頓用 便秘時
- ロキソプロフェン（ロブ®錠 60 mg）頓用 発熱疼痛時

（外用）
- ブリンゾラミド（エイゾプト®懸濁性点眼液 1％）1日2回
- ラタノプロスト（キサラタン®点眼液 0.005％）1日1回
- チモロール（チモプトール®XE 点眼液 0.5％）1日1回
- ヒアルロン酸（ヒアレイン点眼液 0.1％）
- グリセリン浣腸液 60 mL 頓用 便秘時
- 大腸菌死菌・ヒドロコルチゾン（強力ポステリザン®軟膏）

検査値

入院時			
WBC (/μL)	12,800	Ca (mg/dL)	8.8
RBC (/μL)	4,470,000	補正Ca (mg/dL)	10.5
Hb (g/dL)	15.2	P (mg/dL)	1.4
Plt (/μL)	30,000	BUN (mg/dL)	57.9
AST (IU/L)	24	Cre (mg/dL)	6.94
ALT (IU/L)	64	eGFR (mL/分/1.73m^2)	8.8
γGTP (IU/L)	201	尿酸 (mg/dL)	4.2
Na (mEq/L)	137	Alb (g/dL)	2.3
K (mEq/L)	2.4	LDL-コレステロール (mg/dL)	48
Cl (mEq/L)	104	TG (mg/dL)	60
入院1週間前			
UIBC (μg/dL)	75	フェリチン (ng/mL)	427
血清鉄 (Fe) (μg/dL)	166		

処方意図は？

- SLE に対して，プレドニゾロンやタクロリムスで加療されている患者です．
- 本症例では，ステロイド潰瘍に対してラベプラゾール，不眠に対してグッドミン®，ステロイド性緑内障に対して点眼剤を使用しています．
- ステロイドの投与によって血圧は上昇しますが，透析を行っていることもあり，Ca拮抗薬，β遮断薬，ACE阻害薬と3種類の降圧薬を内服しています．
- 透析患者では，排泄の低下に伴って血清P値が上昇することが知られており，本症例でもカルタン®やリオナ®を内服しています．
- リン吸収抑制薬の典型的な副作用として便秘が知られていますが，透析患者では，飲水量が制限されるため，排便コントロールが難しくなります．本症例でもセンノシドやピコスルファートナトリウム，グリセリン浣腸液を使用しており，重度の便秘であると考えられました．
- 透析患者は皮膚のかゆみを訴えることが多く，本症例でもピナジオン®が使用されています．
- ポラプレジンクは，亜鉛製剤ですが，亜鉛の補充のほか，味覚異常に対しても使用されます．本症例では，亜鉛値は測定されておらず，味覚異常に対して内服していると考えられました．
- 血小板の低下が持続していたため，特発性血小板減少性紫斑病が疑われましたが，これ以上免疫抑制薬を強化することは困難であり，本症例では血小板数の上昇を期待してプリモボラン®が使用されています．
- ロキソプロフェンは発熱疼痛時に対して頓用で処方されています．NSAIDsは一般的に腎不全の患者に対しては使用しませんが，透析患者はすでに腎機能が廃絶しているため使用されます．
- アロプリノールは尿酸の上昇に対して処方されています．本症例の尿酸値は低値ですが，中止すると上昇することから継続して内服しています．

処方内容をどう考える?

- ステロイドを長年使用していますが,腎不全を生じているなど容態は悪化していると考えられます.
- 本症例では,血清P値は低値にもかかわらず,カルタン®,リオナ®が処方されていました.一方,補正Ca値はやや上昇し,血清鉄は正常域内でした.血清フェリチン値が上昇していますが,UIBC(unsaturated iron binding capacity:不飽和鉄結合能)が低下しており,炎症反応の増大に伴う利用障害による影響と考えられます.これらより,カルシウム製剤や鉄剤を補充する観点から考えても,カルタン®とリオナ®の投与継続性は乏しいと考えられました.

具体的にはどうする?

- カルタン®やリオナ®は中止が望ましいと考えられます.

医師への提案

- 血清P値は低く,カルタン®とリオナ®を継続する必要性は少ないこと,また重度の便秘となっていることからも,中止が望ましいことを説明します.
- 提案の結果,両剤は中止となりました.
- 中止後も,血清P値は上昇することなく経過しました.また下剤の使用なく排便コントロールも改善しました.

〈宇田篤史,西岡達也〉

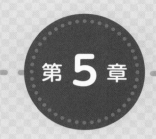

第 5 章

検査値を活かす

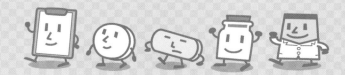

第5章 検査値を活かす

Case 1 肝障害による薬剤調整

症例

70歳代女性．糖尿病の既往があり，近医クリニックを受診していたが，他院で肝細胞がん・門脈本幹塞栓と診断され，精査加療目的に放射線科に入院となった．

処方内容（照会時）

- ロサルタンカリウム（ニューロタン®錠25 mg）1回2錠 1日1回 朝食後
- ピタバスタチン（リバロ®OD錠1 mg）1回1錠 1日1回 朝食後
- グリメピリド（アマリール®OD錠0.5 mg）1回4錠 1日1回 朝食後
- エペリゾン（ミオナール®錠50 mg）1回1錠 1日2回 朝夕食後
- 硝酸イソソルビド（ニトロール®Rカプセル20 mg）1回1cap 1日2回 朝夕食後
- ビルダグリプチン（エクア®錠50 mg）1回1錠 1日2回 朝夕食後
- アカルボース（グルコバイ®OD錠50 mg）1回2錠 1日2回 朝夕食直前
- メトホルミン（メトグルコ®錠250 mg）1回2錠 1日2回 朝夕食後
- 塩化ナトリウム 1回1 g 1日3回 朝昼夕食後
- アレンドロン酸（ボナロン®錠35 mg）1回1錠 1週1回 起床時

検査値（照会時）

PT (%)	71.9	BUN (mg/dL)	10.6
AST (IU/L)	84	Cre (mg/dL)	0.52
ALT (IU/L)	101	eGFR (mL/分/1.73m²)	85.6
γGTP (IU/L)	676	Alb (g/dL)	2.2

次ページに続く

ALP (IU/L)	1,881	T-Bil (mg/dL)	2.6
LDH (IU/L)	220	HbA1c (NGSP) (%)	6.7
Na (mEq/L)	126	NH$_3$ (μg/dL)	46
K (mEq/L)	3.7		

処方意図は？

- 複数の血糖降下薬は以前から続く糖尿病に対して内服しています．
- 腹水に対して利尿薬を投与していた経緯があり，低Na血症となっているため，現在は塩化ナトリウムを内服しています．
- その他の薬剤は，高血圧や脂質異常症など循環器に影響を及ぼす疾患や骨粗鬆症など高齢に伴う病態に対して内服しているものと考えられます．

処方内容をど考える？

- もともとの既往に糖尿病があり，SU薬，α-GI，ビグアナイド系薬，DPP-4阻害薬と複数の血糖降下薬を内服しています．
- しかし，低血糖症状の発現はなく，入院時の検査では，HbA1c 6.7％とおおむねコントロールは良好でした．
- 自覚症状はありませんでしたが，肝細胞がんとの診断で入院となり，今後，肝機能障害に対する薬剤の処方について注視する必要が考えられました．

具体的にはどうする？

- 臨床的な肝機能の評価には，Child-Pugh分類がよく用いられます（表）．
- 本症例では，入院当初は，Child-Pugh分類でGrade Aでしたが，経過とともに，Grade C（計11点；血清ビリルビン：2点，血清アルブ

表 ● Child-Pugh分類

	1点	2点	3点
血清ビリルビン（mg/dL）	～2	2～3	3～
血清アルブミン（g/dL）	3.5～	2.8～3.5	～2.8
腹水	なし	軽度	中等度
脳症	なし	軽度	ときどき昏睡
プロトロンビン時間（%）	80～	50～80	～50

Grade A：5～6，B：7～9，C：10～15

ミン：3点，腹水：3点，脳症：1点，プロトロンビン時間：2点）へと肝機能の悪化を認めました．
- 薬剤は，排泄経路から，主に腎排泄型の薬剤と肝代謝型の薬剤に分類されます．肝代謝型の薬剤には，肝機能の悪化に伴い，減量や中止などの調整を行う必要がある薬剤が多いため，注意が必要となります．
- 本症例では，ニューロタン®，アマリール®，リバロ®，エクア®，メトグルコ®が重度や重篤な肝機能障害に対して禁忌に該当することから，中止あるいは腎排泄型薬剤への変更が望ましいと考えられました．

※添付文書の禁忌の記載
- ニューロタン®，アマリール®：重篤な肝障害のある患者に禁忌
- リバロ®：重篤な肝障害または胆道閉塞のある患者に禁忌
- エクア®，メトグルコ®：重度な肝機能障害のある患者に禁忌

医師への提案

- 医師への提案の際には，減量や中止だけを提案するのではなく，肝代謝型薬剤であり，肝障害のある患者では血中濃度が上昇するおそれがあるため変更が望ましいことを説明します．
- また，肝細胞がんの治療に伴い食事量が低下した場合は，血糖降下薬の内服継続により低血糖をきたすおそれがあることも併せて説明し

ます．

- 以上の提案により，ニューロタン®，リバロ®，アマリール®，メトグルコ®は中止となり，エクア®はネシーナ®（アログリプチン）へ変更となりました．科学的根拠に基づく糖尿病診療ガイドラインでは，重症の肝障害や腎障害を有する例で，食事療法でのコントロールが不十分な場合はインスリン療法が望ましいとされています．本症例でも内服薬の中止に伴う血糖コントロールの増悪が懸念されるため，インスリンで血糖コントロールが行われることとなりました．
- さらに，ボナロン®とミオナール®についても，肝細胞がん・肝硬変の予後やADLなどを考えると，内服継続するベネフィットは少ないと医師は判断し，中止となりました．
- 薬剤中止に伴う状態の悪化は認められませんでした．肝障害は持続したため薬剤を再開することなく退院となりました．

sidenote　薬剤による乳酸アシドーシス

　乳酸アシドーシスとは，乳酸が蓄積することで血液が酸性に傾いた状態であり，放置すると昏睡状態などの重篤な転帰をたどることが多い病態です．
　乳酸アシドーシスを起こす代表的な薬剤にメトホルミンが知られています．メトホルミンは肝臓で乳酸からブドウ糖を産生する糖新生を抑制する作用をもっています．乳酸は通常の状態でしたら，肝臓で代謝されるため高濃度に蓄積することはありませんが，腎機能の悪化や手術時における腎機能の低下によりメトホルミンが体内に蓄積すると乳酸アシドーシスが起こるリスクが高くなります．一方，ヨード造影剤の使用後には腎機能が低下する造影剤腎症が知られています．そのため，メトホルミン塩酸塩の添付文書では，「造影剤検査前はビグアナイドの投与を一時的に中止すること（ただし，緊急に検査を行う必要がある場合を除く），ヨード造影剤投与後48時間は本剤の投与を再開しないこと」とされています．
　一般的にアシドーシスが起きたときは炭酸水素ナトリウム（メイロン®）を補充してpHの補正が行われますが，代謝性アシドーシスではメイロン®

の投与によって危険な場合もあるので注意が必要です.これは,アシドーシスを補正するためにメイロン®を投与すると,産生されたCO_2が細胞内に移動することで細胞内のpHが低下することが一因といわれています.アメリカ糖尿病学会の推奨では,pHが6.9以上のときは炭酸水素ナトリウムの投与を行わず,pHが6.9未満のときは,100 mmolの$NaHCO_3$と20 mEqのKClを400 mLの蒸留水に希釈した炭酸水素Naを200 mL/時で400 mL投与し,血清K濃度を確認しながら,pHが7.0以上となるまで2時間ごとにくり返すこととされています[1].

文献

1) Kitabchi AE, et al : Hyperglycemic crises in adult patients with diabetes. Diabetes Care, 32 : 1335-1343, 2009

〈宇田篤史,西岡達也〉

第5章 検査値を活かす

Case 2 活性型ビタミンD投与による高カルシウム血症

症例

60歳代女性．5年前の子宮がん転移性肺がんの手術後に化学療法が開始となった．その際，人工透析導入となり，現在透析療養中である．今回，重症筋無力症の精査・加療目的で神経内科に入院したが，入院日の昼食後に嘔吐した．

処方内容（入院時）

- ピリドスチグミン（メスチノン®錠60 mg）1回1錠 1日1回 朝食後
- アルファカルシドール（アルファロール®カプセル0.25μg）1回1錠 1日1回 朝食後
- アムロジピンOD錠5 mg 1回2錠 1日1回 朝食後
- メコバラミン錠500μg 1回1錠 1日3回 朝昼夕食後
- エペリゾン（ミオナール®錠50 mg）1回1錠 1日3回 朝昼夕食後
- セベラマー塩酸塩（レナジェル®錠250 mg）1回4錠 1日3回 朝昼夕食前
- チザニジン（テルネリン®錠1 mg）1回1錠 1日1回 夕食後
- カンデサルタン・シレキセチル（ブロプレス®錠8 mg）1回1錠 1日1回 朝食後
- リドカイン（ユーパッチ®テープ18 mg）透析時に使用

検査値（入院時）

血圧 186/95 mmHg

Ca (mg/dL)	11.0	Cre (mg/dL)	7.03
補正Ca (mg/dL)	11.4	eGFR (mL/分/1.73m^2)	5.2

次ページに続く

P (mg/dL)	4.0	Alb (g/dL)	3.6
BUN (mg/dL)	22.7		

処方意図は？

- 重症筋無力症に伴う神経症状や筋症状に対して，メスチノン®やテルネリン®などを内服しています．その他，透析療養中であり骨代謝異常や血圧上昇に対して，活性型ビタミンD製剤や降圧薬などを内服していると考えられました．

処方内容をどう考える？

- 大きく分類して，今回の入院目的の重症筋無力症に対する内服と，腎機能不全に対する薬剤に分類することができます．
- 入院後に嘔吐しましたが，入院時の検査値で補正Ca値が11.4 mg/dLとやや高値であったことから，高Ca血症に伴う副作用症状の可能性が考えられました．

具体的にはどうする？

- 低アルブミン血症（4.0 g/dL未満）がある場合には，血清Ca濃度は補正式を用いて補正Ca濃度として評価することが推奨されています[1]．
- 【Payneの補正式】[1]
  補正Ca（mg/dL）＝ 実測Ca（mg/dL）＋（4－血清Alb濃度）
- 透析療養中における血清補正Ca濃度の目標値は，8.4〜10.0 mg/dLとされています[1]．
- 脂溶性ビタミンであるビタミンDは体内に蓄積するため，透析患者であってもCa値が異常高値となる症例も多く，注意が必要です．

Point ★ ビタミンDは体内に蓄積するため，高Ca血症に注意する．

❖ 高Ca血症の臨床症状[2]

- 15 mg/dL以上：意識状態が悪化し，傾眠，昏睡に至ることがある．
- 13〜15 mg/dL：口渇，多飲，多尿，筋力低下，悪心，嘔吐，頭痛，情緒不安定，うつ状態．
- 12〜13 mg/dL：食欲不振，倦怠感，易疲労感．
- 軽度の高Ca血症（11 mg/dL以下）：症状を認めないことが多い．

医師への提案

- 透析療養中であり，活性型ビタミンDが処方されています．補正Ca値が軽度ですが上昇しており，嘔吐の原因としても考えられることを説明します．
- アルファロール®は中止となり，その後，プラリア®皮下注シリンジ（デノスマブ）が開始となりました．プラリア®は，RANKL阻害薬であり，補正Ca値は低下するため，適切であると考えられます．
- なお，ビスフォスフォネート製剤の透析患者への投与については，例えばボナロン®（アレンドロン酸）の添付文書では，「使用経験がなく安全性は確立していない．排泄が阻害され，血中濃度が持続することにより低Ca血症等の副作用が発現する可能性がある」とされていますが，プラリア®は，「血清中デノスマブのCmaxおよびAUCに，腎機能障害（軽度〜末期腎不全患者）の程度による明らかな差異は認められなかった」とされており，使いやすいと考えられます．

文献
1) 秋澤忠男，他：日本透析医学会 慢性腎臓病に伴う骨・ミネラル代謝異常の診療ガイドライン．日本透析医学会雑誌，45：301-356，2012
2)「シチュエーションで学ぶ輸液レッスン 第2版」（小松康宏，他/著），メジカルビュー社，2015

〈宇田篤史，西岡達也〉

第5章 検査値を活かす

Case 3 フェニトイン中毒が疑われた症例

症例

50歳代男性．患者はベーチェット病，小児期のてんかん，胃がんによる胃全摘出，特発性血小板減少性紫斑病（ITP），肝障害，腹水などの既往があり，過去にも入退院をくり返している．原病のコントロールが良好なため現在は外来通院となっていたが，慢性の食欲不振と倦怠感の訴えがあり，精査・加療目的に総合内科に入院となった．

処方内容（入院時）

- フェニトイン（ヒダントール®錠100 mg）1回1錠 1日3回 朝昼夕食後
- クロナゼパム（リボトリール®錠0.5 mg）1回1錠 1日2回 朝昼食後
- エルトロンボパグ・オラミン（レボレード®錠12.5 mg）1回2錠 1日1回 昼食2時間後
- プレドニゾロン（プレドニン®錠5 mg）1回2錠 1日1回 朝食後
- ラベプラゾール（パリエット®錠10 mg）1回1錠 1日1回 朝食後
- 経腸栄養剤（エンシュア・リキッド®500 mL）1回1本 1日1回 朝食後
- コルヒチン錠0.5 mg 1回2錠 1日1回 朝食後
- フロセミド（ラシックス®錠20 mg）1回1錠 1日1回 朝食後
- アロプリノール（ザイロリック®錠100 mg）1回1錠 1日1回 朝食後
- ウルソデオキシコール酸（ウルソ®錠100 mg）1回1錠 1日3回 朝昼夕食後
- ロペラミド（ロペミン®カプセル1 mg）1回1cap 頓用 下痢時
- ロキソプロフェン（ロキソニン®錠60 mg）1回1錠 頓用 疼痛時

検査値（外来通院中）

（入院 32 日前）		eGFR (mL/分/1.73m²)	57.3
AST (IU/L)	42	尿酸 (mg/dL)	7.7
ALT (IU/L)	23	Alb (g/dL)	測定なし
γGTP (IU/L)	352	（入院 25 日前）	
BUN (mg/dL)	12.0	Alb (g/dL)	3.1
Cre (mg/dL)	1.06		

検査値（入院時）

AST (IU/L)	24	BUN (mg/dL)	10.5
ALT (IU/L)	13	Cre (mg/dL)	0.76
γGTP (IU/L)	149	eGFR (mL/分/1.73m²)	82.5
ALP (IU/L)	301	Alb (g/dL)	2.3

薬物血中濃度

（入院 57 日前）		（入院 5 日目）	
フェニトイン (μg/mL)	8.5	フェニトイン (μg/mL)	22.4
（入院 32 日前）		（入院 10 日目）	
フェニトイン (μg/mL)	18.1	フェニトイン (μg/mL)	10.3

処方意図は？

- プレドニン®はベーチェット病の血管病変に対して，コルヒチンは関節炎に対して内服しています．
- もともと肝胆道系酵素が上昇していたため，ウルソ®が処方されていると考えられます．
- 胃全摘によりダンピング症候群が生じたため，ロペミン®はその症状緩和目的に内服しています．
- NSAIDsを内服していますが，ステロイドを内服しているため，消化性潰瘍の高リスクとなっています．パリエット®は，その消化性潰瘍

- 予防目的に内服しています.
- ザイロリック®は尿酸値の上昇に対して,ラシックス®は腹水の除水目的に内服しています.
- 小児期にてんかんの既往があるため,フェニトインやリボトリール®などの抗てんかん薬を内服しています.後述しますが,抗てんかん薬はTDMの対象となっていますので,定期的に薬物血中濃度を測定しなければなりません.
- レボレード®はITPによる血小板の低下に対して内服しています.レボレード®は食事とともに服用すると血中濃度が低下することがあるため,食事の前後2時間を避けて空腹時に経口投与する必要があることに注意が必要です.

処方内容をどう考える？

- 多くの疾病を合併しているため,多数の薬剤が処方されていますが,30年来のベーチェット病患者であり,入退院をくり返しているため,安易に減薬,減量することは難しいといえます.
- 一方,外来受診時に「フェニトインの血中濃度は有効域に達しており,発作なく過ごせている」と判断され投与継続となっていましたが,フェニトインは血漿アルブミンと結合するため,アルブミン値の低下を考慮した換算式から血中濃度の補正値を算出する必要があると考えられました.

 ★ フェニトインはアルブミンと結合するため,低アルブミン血症患者では血中濃度の補正を行う.

具体的にはどうする？

- フェニトインの総濃度が治療域範囲内であっても血漿アルブミンの濃度低下時には非結合形分率が上昇するため,中毒症状を発現すること

があります[1]．そこで，アルブミン値の低下を考慮した換算式から補正値を算出すると，24.7 μg/mL となりました．
- フェニトインの補正血中濃度は，外来通院時から中毒域に達しており，慢性の食欲不振の一因として考えられました．

フェニトインの補正値 ＝ 血漿中濃度の測定値/{(0.9×血清アルブミン値（g/dL）/4.4）＋ 0.1}[1]
治療濃度域：7 ～ 20 μg/mL[2]

医師への提案

- 外来通院時におけるフェニトインの血中濃度は基準値内でしたが，アルブミン値で補正すると超過していました．また入院時のアルブミン値がさらに低下していたため，フェニトインの血中濃度はさらに上昇している可能性が考えられることを説明し，血中濃度測定を依頼しました．
- 測定の結果，血中濃度の実測値は 22.4 μg/mL，アルブミン値で補正した値は，39.3 μg/mL と高値であったため，内服は1回1錠 1日2回へ減量となりました．
- 減量から5日後の再測定では，血中濃度の実測値は 10.3 μg/mL，アルブミン値で補正した値は，18.7 μg/mL まで低下しました．その後も嘔気や傾眠などの副作用なく経過し，退院となりました．

文献
1）「新訂 ウィンターの臨床薬物動態学の基礎」（Winter ME/著，樋口駿/監訳，篠崎公一，他/編），じほう，2013
2）「てんかん治療ガイドライン2010」（「てんかん治療ガイドライン」作成委員会/編，日本神経学会/監），医学書院，2010

〈宇田篤史，西岡達也〉

第5章 検査値を活かす

Case 4 腎障害による薬剤調整

症例

60歳代男性．多発性筋炎と診断され，加療目的に入院となっていたが，原疾患の増悪に伴う嚥下機能の低下や末梢循環不全，頻脈などをきたしていた．またB型肝炎の既往があり，現在はステロイド投与に伴う合併症として尿路感染，カンジダ菌血症を発症し，抗菌化学療法を施行中である．

処方内容（持参薬）

- エソメプラゾール（ネキシウム® カプセル 20 mg）1回1cap 1日1回 朝食後
- 酪酸菌製剤（ミヤBM® 錠20 mg）1回2錠 1日2回 朝食後，就寝前
- カルボシステイン（ムコダイン®DS 50％）1回500mg 1日2回 朝食後，就寝前
- アトバコン（サムチレール® 内用液 750 mg）1回2包 1日1回 朝食後
- アルファカルシドール（アルファロール® 内用液0.5 μg/mL）1回1 mL 1日1回 朝食後
- エンテカビル（バラクルード® 錠0.5 mg）1回1錠 火金日 就寝前
- グルコン酸カリウム（グルコンサンK細粒4 mEq/g）1回1 g 1日2回 朝夕食後
- ベタメタゾン（リンデロン® 散0.1％）朝 1.5 g 夕 1 g 食後
- ベラパミル（ワソラン® 錠40 mg）1回0.5錠 1日4回 朝昼夕食後，就寝前
- フロセミド（ラシックス® 錠20 mg）1回1錠 1日1回 夕食後
- スピロノラクトン（アルダクトン®A 細粒10％）1回20mg 1日2回 朝夕食後

（注射薬）
- ミカファンギン点滴用 50 mg 2V

- 塩酸バンコマイシン点滴静注用 0.5 g 1V（2 日前から中止中）

  ※維持輸液は割愛

検査値

（照会時）			蓄尿 尿量（mL）	1,570
Na（mEq/L）		133	（2 日前）	
K（mEq/L）		3.5	バンコマイシン（μg/mL）	24.1
BUN（mg/dL）		32.2	（3 日前）	
Cre（mg/dL）		0.42	BUN（mg/dL）	21.6
eGFRcreat（mL/分/1.73m²）		151.2	Cre（mg/dL）	0.33
シスタチン C（mg/L）		2.24	eGFRcreat（mL/分/1.73m²）	196.9
eGFRcys（mL/分/1.73m²）		27.2	シスタチン C（mg/L）	1.85
蓄尿 Cre（mg/dL）		6.1	eGFRcys（mL/分/1.73m²）	34.8

処方意図は？

- リンデロン® は多発性筋炎に対して処方されています．
- ステロイドは多くの副作用を併発することが知られており，アルファロール® は骨粗鬆症予防，ネキシウム® は消化性潰瘍予防目的に用いられています．また，サムチレール® はニューモシスチス肺炎予防目的に処方されています．
- バラクルード® は，HBV（B 型肝炎ウイルス）キャリアのため処方されていると考えられます．
- HBV キャリアへの核酸アナログ製剤の投与法は，「B 型肝炎ウイルス感染リウマチ性疾患患者への免疫抑制療法に関する提言」で次のように記されています．
  - 免疫抑制剤・化学療法を開始する前，できるだけ早期に，核酸アナログ製剤の投与を開始し，日本肝臓学会肝臓専門医とともに経過を追う．核酸アナログ製剤は薬剤耐性の観点からエンテカビル水和物（0.5 mg/日，分 1，空腹時）の使用を推奨する．

- ・免疫抑制剤療法継続中は核酸アナログ製剤投与を継続する．
- ・免疫抑制剤療法終了後，少なくとも12カ月間は投与を継続する．
- バラクルード®は食事の影響で吸収率が低下することが知られており，食事の前後2時間以上は避ける必要があります．起床時で処方されることがありますが，コンプライアンスを考えると就寝前が望ましいと考えられます．
- 心嚢水が貯留しているため利尿薬を使用していますが，電解質補正のためグルコンサンK細粒を内服しています．
- 菌血症に対して抗菌薬投与中であり，整腸剤として芽胞形成性酪酸菌のミヤBM®が用いられています．
- バンコマイシンは腎排泄型の抗菌薬であり，本症例でも腎機能の低下に伴い，血中濃度が上昇していると考えられます．
- 入院後48時間以降に罹患下患者や免疫機能が低下している患者に対しては，グラム陽性菌が起因菌として疑われる場合では，エンピリックにバンコマイシンが処方されます．本症例ではグラム陽性菌による尿路感染に対してバンコマイシンが使用されていました．しかし，免疫機能が低下している患者に対して広域抗菌薬を投与するとカンジダなどの真菌感染症のリスクが上昇することが知られています．本症例でも真菌感染症を発症しているため，ミカファンギンが処方されています．
- 嚥下機能が低下した患者では，気道の喀出や嚥下反射が低下しているため，多量の喀痰が生じます．喀痰が肺に混入すると誤嚥性肺炎を引き起こすことも懸念されるため，去痰薬であるムコダイン®が処方されています．また，頻脈に対してCaチャネル拮抗薬であるワソラン®を内服しています．

処方内容をどう考える？

- 膠原病の患者では筋肉量が低下しているため，筋肉量に比例するクレ

アチニン値では正確な腎機能の評価は困難な場合があります．一方，シスタチンCは筋肉量や食事，運動の影響を受けにくく，血清クレアチニン値によるGFR推算式では評価が困難な場合に有用とされています[1]（→sidenote）．

- eGFRcreatは150〜190 mL/分/1.73m^{2}と非常に高い値でしたが，患者の状態や原疾患を考えると過大に評価している可能性が高く，eGFRcysがより適当であると考えられました．
- また本症例では，正確な腎機能の評価のため24時間蓄尿を行っており，Ccr（クレアチニンクリアランス）は15.8 mL/分とeGFRcysに近い値となりました．このことからも，eGFRcysがより適切と考えられました．
- 3日前に比べるとeGFRcysが低下していましたが，2日前にバンコマイシンが血中濃度高値のため中止となっており，その影響が考えられました．

> **Point** ★ 膠原病患者は筋肉量が低下しているため，クレアチニン値では正確な腎機能評価は難しい．

❖ 24時間蓄尿に基づくクレアチニンクリアランス

24時間蓄尿は，医療者の負担が大きく頻回の測定は難しいことや尿量が正確に採取されていない場合もあるため注意が必要です．

$$\text{Ccr (mL/分)} = \frac{\text{Ucr (mg/dL)} \times \text{V (mL/日)}}{\text{血清Cr (mg/dL)} \times 1{,}440 \text{ (分/日)}}$$

Ucr：尿Cr濃度，V：1日尿量

具体的にはどうする？

- バラクルード®は，腎機能低下に伴い，高い血中濃度が持続する可能性があるため，用量調整が必要となります．もともと，週3回に減量されていましたが，添付文書上，さらなる減量が望ましいと考えられました（表）．

表 ● バラクルード® の減量基準

Ccr（mL/分）	通常用量
30以上50未満	0.5 mgを2日に1回
10以上30未満	0.5 mgを3日に1回
10未満	0.5 mgを7日に1回
血液透析またはCAPD患者	0.5 mgを7日に1回

バラクルード® 添付文書より
CAPD：持続携行式腹膜透析

- 本症例では，クレアチニン値による腎機能の評価が困難なため，シスタチンC値を測定していますが，診療報酬では3カ月に1回の検査しか認められていないことに注意が必要です（2016年8月現在）．

医師への提案

- バンコマイシンによる腎機能低下が考えられます．もともとバラクルード®は減量で投与されていましたが，さらなる減量が必要であることを情報提供します．
- その結果，週3回から週2回へ減量となりました．
- その後も腎機能の低下は持続しましたが，週2回での投与を継続し，副作用の発現を認めることなく退院となりました．

sidenote　腎機能の評価について

腎機能の指標である糸球体濾過量（GFR）は，血液が一定時間あたりに糸球体で濾過される量（原尿量）のことをいいます．GFRの世界的標準はイヌリンクリアランスが用いられていますが，濃度測定の煩雑さから，本邦では，血清クレアチニン値を用いたクレアチニンクリアランス（Ccr）や推算式が用いられています．しかし，クレアチニンは筋肉の代謝産物であり，筋肉量によって産生量は異なるため，筋肉量が少ない女性や高齢者で血清クレアチニン値は低くなる傾向があります．また，クレアチニンは尿細管から分泌されるためGFRより腎機能を高く見積もってしまうことから，日本腎臓学会では，GFR＝0.715×実測Ccr，GFR＝0.789×eCcrとして評価す

ることを推奨しています.

　日本腎臓学会が提唱している日本人による推算GFR（eGFR）は身長を考慮しており，年齢に関係なく実測GFRとほぼ一致するため，Cockcroft-Gault式に比べて正確度は高いとされます．しかし体表面積が1.73m^{2}の標準的な体型（170 cm，63 kg）に補正した場合のGFR（mL/分/1.73m^2）が算出されるため，体格の小さな症例では腎機能が過大評価されることとなります．ですので，薬物投与設計を行う際には，体表面積の補正を外した値（mL/分）で考える必要があります．

　添付文書によっては，腎機能に即した投与量が記載されている薬剤がありますが，一般的にCcrで評価されています．日本では血清Cr値の測定は，酵素法で行われていますが，欧米で行われているJaffe法はアセトン体やピルビン酸などにも反応するため20～30％ほど高い値となります．そのため，日本で発売されている薬剤であっても海外で治験が行われている場合は，CcrはGFRに近い値となるため，GFR別の推奨投与量として考える方が望ましいといえます．

　一方，シスタチンCは糸球体で濾過されますが，BUNやCrと異なりタンパクの摂取量や筋肉量に影響されにくく，Cr値での評価が困難な場合に有用とされます．しかし，まだ議論されている段階ですが，ステロイドやシクロスポリンなどの薬剤の使用や甲状腺機能低下症では高値に測定される可能性があることに注意しなければなりません．

※Du Boisの式
　体表面積（m^2）＝体重（kg）$^{0.425}$×身長（cm）$^{0.725}$×0.007184
※eGFR（mL/分）＝0.806×Age$^{-0.287}$×Cr$^{-1.094}$×体重（kg）$^{0.425}$×身長（cm）$^{0.725}$×0.739（女性）
※Cockcroft-Gaultの式
　eCLCr（mL/分）＝（140－年齢）×体重（kg）×0.85（女性）/{72×血清Cr（mg/dL）}
※GFR＝0.715×実測Ccr
※GFR＝0.789×eCcr
※実測Ccr（mL/分）＝{尿Cr（mg/dL）×尿量（mL/日）}/{血清Cr（mg/dL）×1,440（分/日）}

文献

1)「エビデンスに基づくCKD診療ガイド2013」(日本腎臓学会/編), 東京医学社, 2013
2)「CKD診療ガイド2012」(日本腎臓学会/編), 東京医学社, 2012
3)「腎臓病薬物療法専門・認定薬剤師テキスト」(日本腎臓病薬物療法学会/編, 平田純生, 他/監), じほう, 2013

〈宇田篤史, 西岡達也〉

第5章 検査値を活かす

Case 5 不要と考えられる経口鉄剤の中止

症例

50歳代女性．甲状腺乳頭がん術後に再発，多発肺転移，多発骨転移で当院外来通院中の患者．今回，当院整形外科を紹介受診し，右大腿骨転移性骨腫瘍に対して手術実施の方針となった．甲状腺がんに関しては，手術後の再発に伴い放射線治療を行い，現在はネクサバール®錠を服用している．入院後は手術に伴い休薬となった．その他の既往に，甲状腺全摘に伴う甲状腺機能低下症，高血圧，骨粗鬆症がある．術後は貧血があり，赤血球輸血が施行され，また経口鉄剤を連日内服中であった．

処方内容（持参薬）

- ソラフェニブ（ネクサバール®錠200 mg）1回1錠 1日2回 朝夕食後（入院翌日より休薬）
- レボチロキシン（チラーヂン®S錠50μg）1回2錠 1日1回 朝食後
- レボチロキシン（チラーヂン®S錠25μg）1回1錠 1日1回 朝食後
- カンデサルタン・シレキセチル（ブロプレス®錠4 mg）1回2錠 1日1回 朝食後
- エソメプラゾール（ネキシウム®カプセル20 mg）1回1cap 1日1回 朝食後
- アルファカルシドール（ワンアルファ®錠0.5μg）1回1錠 1日1回 朝食後
- L-アスパラギン酸カルシウム（アスパラ®-CA 200 mg）1回1錠 1日3回 朝昼夕食後
- アセトアミノフェン（カロナール®錠200 mg）1回3錠 1日3回 朝昼夕食後
- クエン酸第一鉄ナトリウム（フェロミア®錠50 mg）1回2錠 1日1回 朝食後

検査値（入院後17日目）

項目	値	項目	値
AST (IU/L)	30	WBC (/μL)	4,700
ALT (IU/L)	15	赤血球数 (/μL)	2,980,000
γGTP (IU/L)	131	Hb (g/dL)	8.5
T-Bil (mg/dL)	0.3	Ht (%)	28.3
Na (mEq/L)	143	MCV (fL)	95
K (mEq/L)	4.1	Plt (/μL)	256,000
補正Ca (mg/dL)	9.0	網赤血球 (%)	2.5
P (mg/dL)	3.5	網赤血球数 (/μL)	73,000
BUN (mg/dL)	6.6	血清鉄 (μg/dL)	41
Cre (mg/dL)	0.36	UIBC (μg/dL)	155
eGFR (mL/分/1.73m²)	135.4	フェリチン (ng/mL)	172
Alb (g/dL)	2.5	便潜血反応	陰性

処方意図は？

- 甲状腺乳頭がんに対してネクサバール®を服用していましたが，手術前から休薬となりました．また，甲状腺全摘後であるため，チラーヂン®を服用しています．
- 骨粗鬆症に対してワンアルファ®とアスパラ®-CAを服用していますが，処方内容は妥当と考えます．
- 術後貧血のため経口鉄剤を開始し，赤血球輸血も施行されましたが，依然貧血が続いています．

処方内容をどう考える？

- 採血でMCVは術後90～100 fLをずっと推移しており，正球性貧血（MCV 80～100 fL）と考えられます．
- 網赤血球数は100,000/μLより少なく，出血の影響は少ないと考えられます．実際，肉眼的に創部の出血や消化器症状は特になく，便潜血

- 反応も陰性であるため，創部出血や消化管出血ではないと考えられます．
- 血清鉄は41 μg/dLとやや低下していますが（正常域：45〜170 μg/dL），フェリチンは172 ng/mLと増加しており（正常域　女性：4〜64 ng/mL，男性：23〜250 ng/mL），UIBCは155 μg/dL，TIBC（血清鉄＋UIBC）は196 μg/dLとやや低下しています（正常域：240〜390 μg/dL）．
- 以上より，MCV 80〜100 fLの正球性貧血で，血清鉄は低下していますが，TIBCは低下し，フェリチンは増加していることから，鉄欠乏性貧血よりは二次性貧血の可能性を考えます[1,2]．本症例では甲状腺がんがあり，貧血についてはその影響を考えます（→sidenote）．

★ 貧血 ＝ 鉄剤ではない．貧血の原因により，治療法は異なる．

具体的にはどうする？

- 前述の理由より，貧血は鉄欠乏性貧血ではなく，悪性腫瘍に伴う二次性貧血の可能性を考慮します．そのうえで経口鉄剤の中止を提案します．

医師への提案

- フェロミア®は中止となりました．その後患者は，退院後に甲状腺がんに対する治療としてレンバチニブ（レンビマ®）が開始となりました．外来でのフォロー中に貧血については改善がみられています．

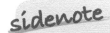

貧血の鑑別

　本文中にあるように，すべての貧血が経口鉄剤の適応となるわけでは必ずしもありません．よって貧血をみた場合，検査値，特に血算（CBC：complete blood count）をしっかりと解釈し，また病歴やバイタルサイン，他の検査値と合わせ総合的に考える必要があります．

　詳細については文献1，2を参照していただく必要がありますが，大まかにいって，貧血をみた場合，まずMCVに着目し，小球性貧血（MCV＜80 fL），正球性貧血（MCV 80〜100 fL），大球性貧血（MCV＞100 fL）の3つに分類して鑑別します．

　小球性貧血の代表的疾患は，鉄欠乏性貧血と二次性貧血であり，鉄欠乏性貧血ではフェリチンの減少（正常域 男性：23〜250 ng/mL，女性：4〜64 ng/mL，）とTIBC（総鉄結合能）の上昇（正常域：240〜390 μg/dL）が，二次性貧血ではフェリチンは横ばい〜増加，TIBCは横ばい〜低下がそれぞれみられます．

　また正球性貧血の代表的疾患は，出血性貧血と二次性貧血で，バイタルサインや身体所見から急性出血がみられないかを確認しながら，網赤血球（正常域：0.5〜2％，絶対数で5万〜19万/μL）をチェックし，増加があれば急性出血か溶血を考えます．網赤血球が減少している場合は二次性貧血を考え，造血器疾患と悪性腫瘍や感染症，膠原病，肝疾患，腎疾患，内分泌疾患，低栄養，妊娠などを鑑別します．

　大球性貧血の代表的疾患は，巨赤芽球性貧血や肝疾患，甲状腺機能低下症などになります[1,2]．

　ただし，2種類以上のタイプの貧血を合併している場合もありますので，前述のように，最終的には血算だけでなく，病歴やバイタルサイン，他の検査値と合わせ総合的に考える必要があります．貧血の種類により治療へのアプローチが異なってきますので，それぞれをしっかりと考え，見極めることを心掛けてください．

文献
1）「誰も教えてくれなかった血算の読み方・考え方」（岡田 定/著），医学書院，2011
2）「診断に自信がつく検査値の読み方教えます！」（野口善令/編），羊土社，2013

〈木村丈司，西岡達也〉

第5章 検査値を活かす

Case 6 シクロスポリンとNSAIDs併用による腎機能障害

症例

50歳代男性．原発性肺がんにて当院入院となり，胸腔鏡補助下左上葉切除術が施行された患者．術後の疼痛管理目的に手術翌日よりセレコックス®錠を服用していたが，術後3日目の採血で血清クレアチニンの上昇がみられた．既往に交感性眼炎があり，シクロスポリン，プレドニゾロン（PSL）を服用している．

処方内容（照会時）

- シクロスポリン（ネオーラル®カプセル50 mg）1回1cap 1日2回 朝夕食後
- シクロスポリン（ネオーラル®カプセル25 mg）1回1cap 1日2回 朝夕食後
- プレドニゾロン（プレドニン®錠5 mg）1回0.5錠 1日1回 朝食後
- ファモチジン（ガスター®D錠10 mg）1回1錠 1日1回 朝食後
- ビルダグリプチン（エクア®錠50 mg）1回1錠 1日1回 朝食後
- フェブキソスタット（フェブリク®錠10 mg）1回1錠 1日1回 朝食後
- セレコキシブ（セレコックス®錠100 mg）1回2錠 1日2回 朝夕食後（術後より開始）
- ベタメタゾン（リンデロン®A点眼・点耳・点鼻液0.1%）1日2回 右眼点眼
- ブリモニジン（アイファガン®点眼液0.1%）1日2回 右眼点眼
- ブリンゾラミド・チモロール（アゾルガ®配合懸濁性点眼液）1日2回 右眼点眼

検査値（術後3日目）

AST (IU/L)	22	eGFR (mL/分/1.73m²)	38.9
ALT (IU/L)	10	Alb (g/dL)	2.5
T-Bil (mg/dL)	1.6	WBC (/μL)	12,000
Na (mEq/L)	135	Hb (g/dL)	10.8
K (mEq/L)	4.4	Ht (%)	33.4
BUN (mg/dL)	24.9	Plt (/μL)	168,000
Cre (mg/dL)	1.38		

処方意図は？

- 交感性眼炎は，片眼の穿孔性外傷や手術を契機に発症する両眼性汎ぶどう膜炎であり，一般的にステロイドによる治療が行われます．本症例でもプレドニン®，リンデロン®A点眼・点耳・点鼻液にて治療されていますが，それに加え，ネオーラル®が処方されています．
- ステロイドの影響による眼圧上昇に対して，α₂受容体作動薬であるアイファガン®点眼液と，炭酸脱水酵素阻害薬とβ遮断薬の配合剤であるアゾルガ®配合懸濁性点眼液が処方されています．
- 糖尿病については，DPP-4阻害薬であるエクア®が処方されています．
- 肺がん手術後の疼痛管理に，COX-2選択的阻害薬であるセレコックス®が開始されています．

処方内容をどう考える？

- NSAIDs，シクロスポリンはともに，腎輸入細動脈を収縮させる作用があり，腎血流障害による腎前性腎不全を引き起こす可能性のある薬剤です．
- 両薬剤の併用により副作用である腎機能障害が増強するおそれがあるため，添付文書上は併用注意に，またUp To Date®の医薬品情報であるLexi-compでは，Risk Rating：D（consider therapy modifica-

- tion）に分類されています．
- 患者は手術前の採血では，Cre 0.94 mg/dL，eGFR 59.2 mL/分/1.73m^2 でしたが，術後3日目の採血ではCre 1.38 mg/dL，eGFR 38.9 mL/分/1.73m^2 と腎機能障害がみられています．
- 腎機能障害については，手術後の影響の可能性もあり，またKDIGOのAKIの基準[1]を満たしてはいませんが，両薬剤の併用はさらに腎機能障害を助長するおそれもあり，薬剤変更を考慮します．

 ★ NSAIDs，シクロスポリンは腎前性腎不全を引き起こす可能性があり，併用により腎障害が増強するおそれがある．

 ## 具体的にはどうする？

- 交感性眼炎に対するシクロスポリンについては，現在病状が落ち着いているため薬剤は変更しません．
- したがって，まずはNSAIDsの中止および他剤への変更を提案します．本症例ではアセトアミノフェンに変更することとしました．薬剤変更後は疼痛の増悪や肝機能障害などに注意が必要です．

 ## 医師への提案

- セレコックス®はアセトアミノフェン（カロナール®錠200 mg）1回3錠 1日3回 朝昼夕食後に変更となりました．
- 薬剤変更後は，疼痛の増悪や肝機能障害などはみられず，また腎機能も徐々に元の水準に回復しました．

文献

1) KDIGO Clinical Practice Guideline for Acute Kidney Injury：Kidney International Supplements. Mar；2（1），2012

〈木村丈司，西岡達也〉

第5章 検査値を活かす

Case 7 適切な治療期間を超過したワルファリンの中止

症例

50歳代女性．下部直腸がんに対して，2年半前に術前化学放射線療法後に腹腔鏡下直腸切断術，子宮摘出術が施行された患者．外来フォロー中に左肺上葉の結節影の増大を認め，肺腫瘍切除術目的に入院となった．既往に，2年半前の手術後にDVT（deep vein thrombosis，深部静脈血栓症）を発症し，ワーファリン錠が開始となった．現在，ワーファリン錠は継続服用している．その他，高血圧があり，他院にて内服加療されている．なお，DVTを発症した際，抗凝固療法中にヘパリン起因性血小板減少症（HIT：heparin induced thrombocytopenia）を発症した．

処方内容（持参薬）

- ワルファリン（ワーファリン錠1 mg）1回1.5錠 1日1回 夕食後
- アムロジピン錠5 mg 1回1錠 1日1回 朝食後
- アジルサルタン（アジルバ®錠20 mg）1回1錠 1日1回 朝食後
- トラセミド（ルプラック®錠4 mg）1回1錠 1日1回 朝食後
- 大建中湯エキス顆粒 1回5 g 1日3回 朝昼夕食前

検査値（入院時）

AST (IU/L)	13	Alb (g/dL)	3.8
ALT (IU/L)	9	aPTT (秒)	29.4
γGTP (IU/L)	12	PT (%)	95.5

次ページに続く

T-Bil (mg/dL)	0.5	PT-INR	1.03
Na (mEq/L)	139	FDP (μg/mL)	6.4
K (mEq/L)	4.2	Dダイマー (μg/mL)	1.9
補正Ca (mg/dL)	9.5	WBC (/μL)	5,400
BUN (mg/dL)	21.9	Hb (g/dL)	10.6
Cre (mg/dL)	0.93	Ht (%)	33.4
eGFR (mL/分/1.73m^2)	44.8	Plt (/μL)	286,000

 処方意図は？

- 高血圧に対して，アムロジピン，アジルバ®，ルプラック®が処方されています．
- 直腸切断術後であり，消化管運動促進目的に大建中湯が処方されています．
- 2年半前の手術後に左総腸骨静脈にDVTを発症し，そのときからワルファリンが継続処方されています．
- 外来での採血では1年以上PT-INR 1.0前後で，コントロールとしては不十分なまま管理されていますが，血栓症の再発はみられていません．

 処方内容をどう考える？

- アムロジピン，アジルバ®，ルプラック®，大建中湯については，術後も継続が望ましいと考えます．
- DVTに対する抗凝固療法について，American College of Chest Physicians（ACCP：アメリカ胸部学会）の2016年のガイドラインでは，患者の状況に応じてそれぞれに至適な投与期間が推奨されています[1]．詳細についてはガイドラインを確認していただく必要がありますが，基本的にはおおむね3カ月間の抗凝固療法が推奨されています．ただ

し例外として，ⅰ）2回目の原因のはっきりしない静脈血栓症で出血リスクの低い場合や，ⅱ）活動性の高い悪性腫瘍を合併した患者に発症した悪性腫瘍に関連したDVTまたはpulmonary embolism（PE：肺塞栓症）で，出血リスクが高くない場合などは，永続的な抗凝固療法を推奨しています．

- 本症例は担癌患者であるため血栓症のリスクは高く，本来であれば継続的な抗凝固療法が考慮されます[1]．ただし本症例のDVTは，2年半前の周術期に発生したものであり，がんに関連する血栓塞栓症ではないと考えられます．さらに本症例は，1年以上ワルファリンのコントロールが不良であったものと考えられますが，静脈血栓症の再発はみられていません．
- DVTに対してワルファリンを継続服用中ではありますが，ワルファリンの服用期間も2年以上経過しており，前述の状況もふまえるといったん中止を検討してもよいと考えます．
- ただしワルファリンを中止する場合は，特に周術期については静脈血栓症の再発に注意が必要です．

具体的にはどうする？

- 手術にあたって，まずはワルファリンのいったん中止を考慮します．本症例では手術前に循環器内科医が下肢静脈エコーを実施し，血栓症の再発がないことを確認しました．
- 近年いくつかの研究で，周術期にワルファリンを中止した場合のヘパリンブリッジについては，血栓塞栓症を減らさず出血を増やすことが報告されています[2,3]．これを受けてRose AJらは，周術期の抗凝固薬の削減を求める勧告を出しています[4]．ただし全例でヘパリンブリッジを中止すべきかというと，必ずしもそうではなく，血栓リスクの高い患者ではヘパリンブリッジが必要と考えられるケースももちろんあります．ヘパリンブリッジを実際に行うかどうかについては，患

者個別に血栓塞栓症のリスクと出血のリスク，そして手技自体の出血のリスクを評価し，総合的に判断する必要があります[5]．
- 周術期，術後は四肢の痛みや浮腫などの身体所見およびDダイマーなど凝固系の検査結果をフォローし，血栓症の再発に十分注意します．

医師への提案

- ワルファリンについては医師と協議のうえ，いったん中止となりました．
- 本症例ではHITの既往があることもふまえ，周術期のヘパリンブリッジについても行いませんでした．
- 術後は血栓症の再発は特にみられず，ワルファリンについては中止のまま退院となりました．現在外来でフォローされていますが，特に血栓症の再発はみられていません．

文献
1) Kearon C, et al：Antithrombotic therapy for VTE disease：CHEST guideline and expert panel report. Chest, 149：315-352, 2016
2) Siegal D, et al：Periprocedural heparin bridging in patients receiving vitamin K antagonists：systematic review and meta-analysis of bleeding and thromboembolic rates. Circulation, 126：1630-1639, 2012
3) Douketis JD, et al：Perioperative bridging anticoagulation in patients with atrial fibrillation. N Engl J Med, 373：823-833, 2015
4) Rose AJ, et al：A call to reduce the use of bridging anticoagulation. Circ Cardiovasc Qual Outcomes, 9：64-67, 2016
5) Daniels PR：Peri-procedural management of patients taking oral anticoagulants. BMJ, 351：h2391, 2015

〈木村丈司，西岡達也〉

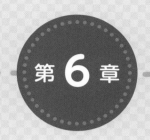

第6章

在宅・施設入居者の多剤併用への対応

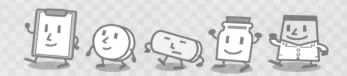

第6章 在宅・施設入居者の多剤併用への対応

はじめに

　多剤併用は，その問題が指摘されて久しいものの，なかなか改善されないのが現状です．

　筆者がかかわった調査によると，薬局薬剤師が居宅を訪問し，指導管理を実施している在宅療養患者の平均年齢は80歳と高齢であるにもかかわらず，7種類（中央値）の薬を使用しており，14.4％の患者に副作用（副作用の疑い）が発見されていました[1]．また，副作用の被疑薬としては，特に催眠鎮静薬・抗不安薬，精神神経用薬などの中枢神経系用薬に注意を要することがわかりました[1,2]．

　多剤併用は，多くの要因が複合的に作用して発生しますので，その原因と回避策を模索するときには，主に「患者」，「医療者（医師，薬剤師）」，「制度」の3つの側面からアプローチすることが肝要です．本章では，「患者」と「医療者」の側面に着目して考えてみたいと思います．

① 医師が抱える問題

　医師を対象に実施したフォーカスグループインタビュー[3]では，多剤併用の回避にあたって，次のような問題が提起されました．

① 患者が，薬の処方を受けること自体を目的として多科受診している場合がある．

② 日常診療のなかで，複数科への受診や併用薬，服薬アドヒアランスに関する正確な患者情報が把握しにくい．

③多剤併用を回避するために，薬の中止や減薬を試みようとしても，患者に対してその薬が不要であることの説明や理解を得るためのコミュニケーションに十分な時間がとれず，患者の求めに応じて薬を処方してしまう場合がある．
④医師間での連携が不十分である．
⑤薬剤の副作用に対して新たな薬剤を追加処方することで，結果的に多剤併用が発生している可能性がある[4]．

2 薬剤師が抱える問題

薬剤師を対象に実施したフォーカスグループインタビュー[3]では，多剤併用の回避にあたって，次のような問題が提起されました．
①薬剤情報の一元管理による多剤併用の発見や改善の手段として「かかりつけ薬局」が十分機能していない．
②お薬手帳が有効活用されていない．
③診療情報（患者の病状，検査値，処方意図・治療方針など）の把握が難しい．
④患者情報の把握が不十分な場合，薬剤因性の副作用発現や漫然投与の懸念など「明らかな疑義とはいえないが多剤併用の問題にかかわる事項」について医師への照会が難しい．
⑤医師の診察のタイミングと薬局での処方箋鑑査のタイミングにラグがあるため，問い合わせの時間帯によっては処方医と直接連絡がとれなかったり，十分意思疎通が図れずトラブルに発展したりする場合がある．

3 医師と薬剤師が連携することの意義

医師－薬剤師間の連携，つまり患者情報を両者が共有することにより，前述した「医師が抱える問題」の多くを解消できる可能性は格段に高まります．多剤併用の主な問題として，薬剤数の多さ，用法の煩雑さ（服用回数の多さ，服用時間の多様性など）があり，これらが服薬ア

ヒアランスの低下，残薬の発生，副作用の惹起などの弊害をもたらします．医師と薬剤師が患者情報をタイムリーに共有できれば，薬剤師は医師に対して，①重複・漫然投与されている薬を探索する，②薬の特性からみた副作用の兆候を早期にみつける，③服用回数を減らす，④患者に適した剤形へ変更する，⑤用法をシンプルにする，などの対応や提案をより迅速に実践することができます．

❹ 事例から学ぶ，多剤併用への対応で留意すべきポイント

次節で紹介する事例は，いずれも住居型施設で療養されている患者が対象です．今回施設入居者に着目した理由は，筆者らが実施した調査の結果から，施設入居者の服薬に起因した認知機能の低下や身体機能の悪化を，薬剤師が把握しにくいというリスクが示唆されたことにあります[5]．

いずれのケースも，薬局薬剤師が医師の訪問診療に同行し，医師との協同により多剤併用の改善に成功しました．事例に共通する成功要因は，「診療情報や処方情報だけでなく，患者の背景や生活状況，介護者のケアにかかわる問題点にも配慮しながら対応を検討したこと」であり，その効用は減薬に留まらず，患者や介護者のQOLにまで及びました．また，個々の事例を通して，多剤併用への対応で留意すべきポイントもいくつかみえてきました．

- 高齢者に薬が高用量で処方された場合は，検査値などにもとづいて減量を提案できる可能性が高い．
- 胃薬，下剤，睡眠薬，ビタミン製剤は，長期間漫然投与されている可能性が高い．
- 患者の訴え，既往歴，生活習慣，併用薬などにもとづいて「睡眠を妨げる要因がないか？」という視点から対応を検討すると，睡眠薬の使用を回避できる場合がある．

- 下剤や睡眠薬は，定期的な服用は極力避け，頓服への切り替えが提案できる．
- 過鎮静，傾眠，せん妄などは，不必要な抗精神病薬の服用が原因で発現している場合がある．
- 抗コリン作用をもつ薬が処方されている場合，認知機能への影響を注視する．
- 介護者に対して，食欲低下，下痢，便秘，皮膚症状などに気づいたときに薬剤師への連絡を依頼することにより，副作用を早期に発見し，被疑薬の中止について，迅速に医師と協議することができる．
- 医師の治療目標や処方意図を理解することにより，より適正な薬の選択を支援でき，患者のQOLや介護負担の改善に貢献できる．

　今後，薬局薬剤師が地域包括ケアシステムのなかで患者の在宅療養を支援するうえで，安全で実効ある薬物治療の継続を可能にすることは喫緊の課題です．次節以降で紹介する事例からの示唆が，薬局において多剤併用の問題に挑むうえでの参考になれば幸甚です．

文献
1) 恩田光子，他：在宅患者における薬物治療に伴う副作用―全国調査からの考察―．薬剤疫学，21 (in press)，2016
2) Tanaka Y, et al：An attempt at objective evaluation of the current situation of concomitant drug use for dementia outpatients at community pharmacies. Jpn J Drug Inform, 15：155-164, 2014
3) 厚生労働科学研究（医薬品・医療機器等レギュラトリーサイエンス総合研究事業）：地域のチーム医療における薬剤師の本質的な機能を明らかにする実証研究．平成26年度総括・分担研究報告書，pp.49-57，2015
4) 「提言―日本のポリファーマシー」（徳田安春/編），尾島医学教育研究所，2012
5) 七海陽子，他：訪問薬剤管理指導を受けている認知症治療薬服用患者の属性及び服薬アドヒアランスとの関連要因に関する予備的研究．YAKUGAKU ZASSHI, 132：387-393, 2012

〈恩田光子，的場俊哉〉

第6章 在宅・施設入居者の多剤併用への対応

Case 1 長期間漫然と薬剤投与されていた症例

症例

100歳代女性．逆流性食道炎，高血圧症，骨粗鬆症の既往があり，5年前より高血圧の診断を受け，1カ月に1度，家の近くにある内科の医院で定期的に受診していた．自宅で一人暮らしをしていたが，3年ほど前より介護付有料老人ホームに入居．2年と半年間処方内容は変わらず現在に至る．胃のむかつきなど，本人から自覚症状の訴えはない．
診察当時，自足歩行はできず，移動は車いすによる．経口での食事は可能であるが，食事量は少ない．軽度の認知機能低下はみられるが，日常会話に問題はない．やや軟便．血圧は97/48 mmHg，K値は4.3 mEq/Lであった．

処方内容

- ランソプラゾール（タケプロン®OD錠15 mg）1回1錠 1日1回 朝食後
- アムロジピン（アムロジン®OD錠2.5 mg）1回1錠 1日1回 朝食後
- 酸化マグネシウム（マグミット®錠250 mg）1回1錠 1日3回 朝昼夕食後
- L-アスパラギン酸カリウム（アスパラ®カリウム錠300 mg）1回1錠 1日3回 朝昼夕食後
- 経腸栄養剤（エンシュア®・H）1回250 mL 1日250 mL（1缶）朝

処方意図は？

- 逆流性食道炎の既往があり，タケプロン®を内服しています．

- 高血圧症の既往があり，アムロジン®を内服しています．
- 便秘傾向があり，マグミット®を内服しています．
- 処方当時，K値が2.8 mEq/Lと低かったため，アスパラ®カリウムを内服しています．
- 経口摂取による食事量が少ないため，栄養保持のためエンシュア®・Hを内服しています．

処方内容をどう考える？

- 本症例をみると，高齢女性に対して薬剤が漫然と使用されている可能性が危惧されます．
- 胃のむかつきなど，患者から自覚症状の訴えもないことから，プロトンポンプ阻害薬の要否を再評価することが必要だと考えられます．
- 酸化マグネシウムが長期投与されており，高Mg血症も懸念されるため，排便状況を確認のうえ，投与量調整が望ましいと考えられます．
- 血中K値を確認し，カリウム製剤の要否を再評価することが必要だと考えられます．

> **Point** ★ 高齢者への酸化マグネシウムの長期投与による高Mg血症に注意する．

具体的にはどうする？

●タケプロン®
1日1回内服していますが，胃のむかつきなどの訴えはなく，中止できる可能性があると考えられます．

●アムロジン®
1日1回内服していますが，血圧コントロールの状況によって中止できる可能性があると考えられます．

- **マグミット®**

  排便コントロールとして定期的に内服しているようですが，便秘の訴えがないようであれば，中止で問題ないものと考えられます．

- **アスパラ®カリウム**

  低K血症予防のために定期的に内服しているようですが，血中K値に問題がなければ，減量または中止を考慮することができると考えられます．

- **エンシュア®・H**

  高齢でもあり，経口の食事だけでは栄養不足が懸念されるので，中止は難しいと考えられます．

医師への提案

- 処方内容が変更されないまま2年と半年間が経過していたため，漫然投与の可能性がある旨を報告します．
- 患者からの聞きとりにより，胃のむかつきなどの症状はないことを確認し，医師と情報共有します．
- バイタルチェックにより，血圧もやや低め（97/48 mmHg）でコントロールされていることを確認し，医師と情報共有します．
- 採血結果からK値を確認し，医師と情報共有します．
- 看護師から，食事量にばらつきがあること，ときどき軟便であるとの情報を収集し，医師と情報共有します．
- 半消化態栄養剤の浸透圧は高くないことから下痢になりにくいとされてはいますが，軟便になる可能性がある旨を情報提供します．

以上の内容を医師に情報提供し，処方内容の検討を依頼しました．さらに薬剤師からは，具体的に以下の提案を行いました．

- タケプロン®の削除．
- アスパラ®カリウムの減量．

- マグミット® の削除.

提案後の処方内容

- アスパラ® カリウム錠 300 mg　1回1錠　1日1回　朝食後
- エンシュア®・H　1回250 mL　1日250 mL（1缶）朝

● 処方変更後の経過

　処方変更による症状の悪化もなく，定期に処方される薬は現状のまま推移しています．

〈恩田光子，的場俊哉〉

第6章 在宅・施設入居者の多剤併用への対応

Case 2 処方意図不明な薬剤が複数投与されていた症例

症例

80歳代女性．アルツハイマー型認知症，高血圧症，第二腰椎圧迫骨折の既往があり，総合病院の内科，整形外科に受診している．

自宅にてデイサービスを利用しながら，夫を介護していた．しかし，介護に疲れ，自立した生活もできなくなってきたため，介護付有料老人ホームに入居となった．

入居の際に，総合病院の複数科から処方された薬を持参していた．しかし，診療情報提供書からは確認できない症状に対する薬が含まれていた．時折，急に怒り出すことがある．患者からは，「薬の数が多い」，「薬が飲みにくい」という訴えがある．

自足歩行はできるが，ふらつきがあるため介助を要する．軽度の認知機能低下はあるが，日常会話は可能である．血圧が101/50 mmHgで時折85/48 mmHgと低値になる．経口での食事は可能で食事量も平均して8割以上摂取できている．排泄状況は薬の内服により良好に保たれている．

処方内容

- メマンチン（メマリー® 錠5 mg）1回1錠 1日1回 朝食後
- メマンチン（メマリー® 錠10 mg）1回1錠 1日1回 朝食後
- 酪酸菌製剤（ミヤBM® 錠）1回1錠 1日1回 朝食後
- カンデサルタン シレキセチル（ブロプレス® 錠8 mg）1回1錠 1日1回 朝食後
- クロピドグレル（プラビックス® 錠75 mg）1回1錠 1日1回 朝食後

- チアプリド（グラマリール® 錠25 mg）1回1錠 1日1回 夕食後
- メナテトレノン（グラケー® カプセル15 mg）1回1cap 1日3回 朝昼夕食後
- センノシド（プルゼニド® 錠12 mg）1回2錠 1日1回 就寝前

処方意図は？

- アルツハイマー型認知症の既往があり，メマリー®を内服しています．
- 高血圧症の既往があり，ブロプレス®を内服しています．
- 易怒症状があり，グラマリール®を内服しています．
- 第二腰椎圧迫骨折の既往があり，グラケー®を内服しています．
- 便秘症があり，プルゼニド®を内服しています．
- 医師からの診療情報提供書に照らして，プラビックス®と，ミヤBM®の処方意図が不明です．

処方内容をどう考える？

- 本症例をみると，内服している薬剤が多いことに気づきます．また，患者からも「薬の数が多い」，「薬が飲みにくい」との訴えがあることからも，薬剤調整が望ましいと考えられます．
- グラケー®は，腰椎圧迫骨折の際に処方されたものが漫然投与されている可能性があるため，要否を再評価することが必要だと考えられます．
- 医師からの診療情報提供書と照らして，プラビックス®と，ミヤBM®の処方意図が不明であるため，さらなる患者情報の収集と，当該薬剤の要否を再評価することが必要だと考えられます．
- 易怒症状は，アルツハイマー型認知症の既往によるものか，メマリー®の副作用によるものか，注視することが必要だと考えられます．

具体的にはどうする？

● メマリー®

1日1回内服していますが，副作用の可能性（特に易怒症状）につい

て慎重に評価し，必要に応じて減量または中止を検討する必要があると考えられます．

● ミヤBM®

1日1回内服していますが，処方意図が不明であるため，中止できる可能性があると考えられます．

● ブロプレス®

1日1回内服していますが，血圧コントロールの状況によっては減量または中止できる可能性があると考えられます．

● プラビックス®

1日1回内服していますが，処方意図が不明であるため，中止できる可能性があると考えられます．

● グラマリール®

1日1回内服していますが，易怒症状の緩和に用いられている可能性があるため，現状での中止は難しいと考えられます．

● グラケー®

1日3回内服していますが，患者の現状に照らして不要であれば，中止で問題ないものと考えられます．

● プルゼニド®

排便コントロールとして寝る前に内服しているようですが，便秘の訴えがないようであれば，中止で問題ないものと考えられます．

医師への提案

- 患者から「薬の数が多い」，「薬が飲みにくい」との訴えがある旨を医師に情報提供します．
- バイタルチェックにより，血圧は高いときでも101/50 mmHg，低いときは85/48 mmHgと低めでコントロールされていることを確認し，

医師と情報共有します．
- グラケー®は，腰椎圧迫骨折の際に処方されたものが漫然投与されている可能性がある旨を医師に情報提供します．
- プラビックス®と，ミヤBM®は，医師の診療情報提供書に照らして処方意図が不明である旨を医師に情報提供します．
- 易怒症状は，メマリー®の副作用である可能性もある旨を医師に情報提供します．

以上の内容を医師に情報提供し，処方内容の検討を依頼しました．さらに薬剤師からは，具体的に以下の提案を行いました．
- 服用回数を減らすために，プルゼニド®錠12 mgの用法を「就寝前」⇒「夕食後」へ変更．

提案後の処方内容

- クロピドグレル（プラビックス®錠75 mg）1回1錠 1日1回 朝食後
- チアプリド（グラマリール®錠25 mg）1回1錠 1日1回 夕食後
- センノシド（プルゼニド®錠12 mg）1回2錠 1日1回 夕食後

● 処方変更後の経過

　内服薬が減量になってからも体調に大きな変化はなく，血圧も収縮期血圧100〜110 mmHgと正常範囲内でコントロールできています．また，患者は薬の数が減ったと喜んでいます．

　易怒性は認知症の周辺症状である可能性もありますが，症状は軽度である，また，服用薬数が多く副作用の可能性も否めないことから，メマリー®は中止されました．その後，患者さんの易怒性は落ち着き，穏やかに過ごされています．

　診療情報提供書の内容からは，プラビックス®の処方意図が確認できませんでしたが，削除により血栓性の疾患を招く恐れもあるため，今後注視しながら要否を検討することにしました．

〈恩田光子，的場俊哉〉

第6章 在宅・施設入居者の多剤併用への対応

Case 3 患者からの情報収集が困難な症例

症例

90歳代女性．医師からの診療情報提供書には，アルツハイマー型認知症，高血圧症，高尿酸血症，関節リウマチの既往歴の記載はあるが，受診歴や治療歴に関する記録はない．

家族と同居し，自宅で介護を受けて生活してきたが，自足歩行不能で車いすによる全介助が必要となり，4年ほど前から介護付有料老人ホームに入居．入居前から既往歴に対応した治療薬が処方されておらず，入居するまで，長期間にわたって同じ処方が継続されてきた．入居前からマグミット®錠500 mgを1日2錠服用していたが，入居直後も排便がなかったため，プルゼニド®錠12 mg 1日2錠が追加となり，マグミット®錠を330 mg 1日2錠へと用量調整した後，継続的に処方されていた．現在，経口での食事は可能で，毎回ほぼ全量摂取できている．また，排便状況もおおむね良好である．

現在失語がみられるため，患者からの訴えを直接聞くことはできない．したがって，患者の状態に照らして現在の処方内容が妥当であるか，医師とともに再検討することにした．

処方内容

- ランソプラゾール（タケプロン®OD錠15 mg）1回1錠 1日1回 朝食後
- メコバラミン（メチコバール®錠500 μg）1回1錠 1日1回 朝食後
- 酸化マグネシウム（マグミット®錠330 mg）1回1錠 1日2回 朝夕食後

- センノシド（プルゼニド®錠12 mg）1回2錠 1日1回 就寝前
- ゾルピデム（マイスリー®錠5 mg）1回1錠 1日1回 就寝前

処方意図は？

- タケプロン®とメチコバール®の処方意図が不明です．
- 便秘症のため，マグミット®と，プルゼニド®を内服しています．
- 不眠症のため，マイスリー®を内服しています．

処方内容をどう考える？

- 本症例をみると，既往歴に直接対応した治療薬は処方されておらず，処方意図の把握が難しいことに気づきます．
- 診療情報からは，タケプロン®を要する症状が確認できなかったことから，漫然投与の可能性があると考えました．また，患者が高齢であることから，腎機能の低下による高Mg血症を回避するためにも，マグミット®の長期投与は避ける必要があると考えました．
- メチコバール®の処方意図が不明であることから，漫然投与を避けるために，要否を再評価することが必要だと考えられます．
- マイスリー®の漫然投与を避けるために，患者の睡眠状態を確認したうえで，要否を再評価することが必要だと考えられます．

具体的にはどうする？

● タケプロン®

1日1回内服していますが，現在の状態を確認したうえで，薬剤の変更あるいは中止できる可能性があると考えられます．

● メチコバール®

1日1回内服していますが，処方意図が不明であるため，中止できる

可能性があると考えられます．

● **マグミット®**

1日2回内服していますが，プルゼニド®も併せて処方されていることから，中止できる可能性があると考えられます．

● **プルゼニド®**

1日1回内服していますが，マグミット®が併せて処方されていることから，中止できる可能性があると考えられます．

● **マイスリー®**

1日1回内服していますが，睡眠状態によっては中止できる可能性があると考えられます．

医師への提案

- 漫然と長期処方されていると思われるタケプロン®と，メチコバール®の必要性について，医師に再評価を依頼します．
- 看護師に睡眠状態を確認したところ，入眠時間が早く，不眠症状もみられないため，マイスリー®の必要性について，医師に再評価を依頼します．
- 看護師から提供された，「時折軟便傾向にある」との情報を医師と共有します．

以上の内容を医師に情報提供し，処方内容の検討を依頼しました．さらに薬剤師からは，具体的に以下の提案を行いました．
- マグミット®とプルゼニド®の削除．
- 便秘時の対応としてピコスルファートナトリウム水和物（ラキソベロン®内用液0.75%）の頓服処方．
- マイスリー®を一時中止した後，経過観察．

提案後の処方内容

- ピコスルファートナトリウム水和物（ラキソベロン®内用液0.75％）便秘時適量
- 既往の認知症や高血圧，高尿酸血症，関節リウマチに対しては，入居時から，診療情報に記載されていた既往歴に対応した薬が処方されておらず，現在も既往歴に関連した症状がみられないことから，処方不要との判断に至りました．

● 処方変更後の経過

　ときどき便秘がみられるようですが，その際はラキソベロン®を使用することで，翌日に排便がみられるため問題はないとのことです．その後も，ラキソベロン®の頓服使用による排便コントロールにより経過は良好です．

　消化器症状の変化や入眠障害もみられず，メチコバール®削除後，体調変化もありません．

〈恩田光子，的場俊哉〉

第6章 在宅・施設入居者の多剤併用への対応

Case 4 多数の併存疾患をもつ患者の薬剤調整

症例

80歳代男性．ハンチントン病，前立腺がん，高血圧症，発作性心房細動，神経因性膀胱の既往があり，総合病院の循環器内科，泌尿器科を受診している．過去に2件の介護付有料老人ホームに入居した経験があり，現在の介護付有料老人ホームには6年前に入居．

入居前には，前立腺がん治療のためリュープロレリン（リュープリン®注射用）の投与歴あり．その後PSA（prostate specific antigen：前立腺特異抗原）が安定し，ビカルタミド（カソデックス®）のみ継続投与されている．患者からは，「薬の数が多く，飲むのが大変」との訴えがある．

車いすを用いれば自力での移動は可能．軽度の認知機能低下があるが，日常会話には問題ない．現在血圧は134/76 mmHg，LDLコレステロール値は127 mg/dLと基準値内である．

入居前の検査データによると，TG（トリグリセリド）が291 mg/dLと高かったにもかかわらず特に治療は行われていなかった．食事は経口でほぼ全量を摂取できている．入居時には便秘傾向があった．

処方内容

- トコフェロールニコチン酸エステル（ユベラN®ソフトカプセル200 mg）1回1cap 1日2回 朝夕食後
- バルサルタン（ディオバン®錠80 mg）1回1錠 1日2回 朝夕食後
- エホニジピン（ランデル®錠20 mg）1回1錠 1日2回 朝夕食後

- センナエキス (アジャストAコーワ錠 40 mg) 1回2錠 1日1回 就寝前
- ハロペリドール (セレネース® 錠 0.75 mg) 1回1錠 1日1回 就寝前
- ファモチジン (ガスター®D錠 20 mg) 1回1錠 1日1回 夕食後
- ビカルタミド (カソデックス® 錠 80 mg) 1回1錠 1日1回 夕食後
- ジゴキシン (ハーフジゴキシン®KY錠 0.125 mg) 1回0.5錠 1日1回 朝食後 (隔日)
- ピルシカイニド (サンリズム® カプセル 50 mg) 朝食後1cap (隔日)，夕食後1cap
- プラバスタチン (メバロチン® 錠 10 mg) 1回1錠 1日1回 夕食後
- プロピベリン (バップフォー® 錠 10 mg) 1回2錠 1日1回 朝食後
- 酸化マグネシウム (マグミット® 錠 330 mg) 1回1錠 1日3回 朝昼夕食後

処方意図は？

- 脂質異常症，閉塞性動脈硬化症に伴う末梢循環障害の改善を考慮してか，ユベラN®を内服しています．
- 高血圧症の既往があり，ディオバン®とランデル®を内服しています．
- ハンチントン病の既往があり，セレネース®を内服しています．
- 便秘傾向の是正を考慮して，アジャストAコーワとマグミット®を内服しています．
- 前立腺がんの既往があり，カソデックス®を内服しています．
- 発作性心房細動の既往があり，ハーフジゴキシン®を隔日内服，サンリズム®を内服しています．
- 消化器症状の訴えは特にありませんが，多剤併用による副作用予防のためか，ガスター®を内服しています．
- 心疾患の既往があるため，LDLコレステロール値のコントロールを考慮してか，メバロチン®を服用しています．
- 神経因性膀胱の既往があり，バップフォー®を内服しています．

第6章 在宅・施設入居者の多剤併用への対応

処方内容をどう考える?

- 本症例をみると,内服している薬剤が多いことに気づきます.また,患者からも「薬の数が多く,飲むのが大変」との訴えがあることからも,薬剤調整が望ましいと考えられます.
- ユベラN®の処方意図が明確ではなく,漫然投与されている可能性もあるため,要否を再評価することが必要だと考えられます.
- 既往と照らして,ガスター®の必要性に疑問があり,漫然投与されている可能性もあるため,要否を再評価することが必要だと考えられます.
- 既往と照らして,メバロチン®の必要性に疑問があり,要否を再評価することが必要だと考えられます.
- 頻尿の訴えはないようですが,バップフォー®が処方されています.要否を再評価することが必要だと考えられます.
- 現在便秘の訴えはないようですが,アジャストAコーワと,マグミット®が処方されています.現在の状況に照らし,両方ともに必要か再検討が必要だと考えられます.

具体的にはどうする?

● ユベラN®

1日2回内服していますが,処方意図が明確でないため,中止できる可能性があると考えられます.

● ディオバン®

1日2回内服していますが,血圧コントロールの状況や腎機能に応じて減量または中止できる可能性があると考えられます.

● ランデル®

1日2回内服しています.本剤は頻脈を起こしにくいという特徴を有していることから,既往と照らして継続使用が望ましいと考えられます.

- **アジャストAコーワ**

    排便コントロールのため就寝前に内服していますが，便秘の訴えがないようであれば，中止で問題ないものと考えられます．

- **セレネース®**

    ドパミン受容体遮断作用を有し，ハンチントン病に伴う不随意運動への対症療法として内服しているため，継続服用が望ましいと考えられます．

- **ガスター®D**

    1日1回内服していますが，消化器症状の訴えがないようであれば，中止で問題ないものと考えられます．

- **カソデックス®**

    1日1回内服していますが，PSAの推移が安定しているようであれば，年齢も考慮し，中止できる可能性があると考えられます．

- **ハーフジゴキシン®**

    1日1回隔日で内服していますが，心不全の既往がないことから，頻脈の状態によっては中止できる可能性があると考えられます．

- **サンリズム®**

    本剤は心外性副作用が比較的少ないという特徴を有していますが，頻脈の状態によっては減量できる可能性があると考えられます．

- **メバロチン®**

    1日1回内服していますが，診療情報提供書より脂質異常症の既往が確認できないこと，現在LDLコレステロール値が安定していることから，再度検査値を確認したうえで中止できる可能性があると考えられます．

- **バップフォー®**

    1日1回内服していますが，頻尿の訴えがないことから，中止できる可能性があると考えられます．

- **マグミット®**

  排便コントロールのため1日3回内服していますが，便秘の状態によって，減量または中止で問題ないものと考えられます．

医師への提案

- 患者から「薬が多く，飲むのが大変」との訴えがある旨を医師に情報提供します．
- 患者から頻尿の訴えがないことを医師に情報提供します．
- 患者から，時折軟便を訴えることがある旨を医師に情報提供します．
- ユベラN®とガスター®の必要性について，医師に再評価を依頼します．
- 採血データから，LDLコレステロールの数値が正常であることを医師と情報共有します．
- 検査結果から，PSAの値が直近1年間0.1 ng/mL以下と安定していることを医師と情報共有します．
- 頻脈も落ち着いていることを医師と情報共有します．

　以上の内容を医師に情報提供し，処方内容の検討を依頼しました．さらに薬剤師からは，具体的に以下の提案を行いました．
- マグミット®の減量
- ユベラN®の削除

提案後の処方内容

- センナエキス（アジャストAコーワ錠40 mg）1回2錠　1日1回　就寝前
- ハロペリドール（セレネース®錠0.75 mg）1回1錠　1日1回　就寝前
- ピルシカイニド（サンリズム®カプセル50 mg）1回1cap　1日1回　夕食後
- バルサルタン（ディオバン®錠80 mg）1回1錠　1日2回　朝夕食後
- エホニジピン（ランデル®錠20 mg）1回1錠　1日2回　朝夕食後

- 酸化マグネシウム（マグミット®錠330 mg）1回1錠 1日2回 朝夕食後

● **処方変更後の経過**

時折便秘を訴えることもありますが，看護師の記録では問題なく排便がみられるとのこと．

減薬後，大きな体調変化はみられず経過は良好です．

〈恩田光子，的場俊哉〉

第6章　在宅・施設入居者の多剤併用への対応

Case 5　カテーテル交換時の介護抵抗が問題となった症例

症例

90歳代女性．アルツハイマー型認知症，高血圧症の既往があり，総合病院で内科，泌尿器科を受診している．施設入居前は，家族の介護を受けながら自宅療養していたが，介護が困難となり2年前から介護付有料老人ホームに入居となった．施設入居時には尿閉がみられ，バルーンカテーテルが留置された．カテーテル交換時には激しく抵抗し暴力を振るうため，クエチアピン（セロクエル®）と抑肝散が処方された．しかし，介護抵抗は改善しなかったため，セロクエル®，抑肝散ともに増量された．カテーテル交換時以外は落ち着いた様子である．

車いすによる全介助が必要．認知機能はかなり低下しており，日常会話は不可能．経口での食事は可能で，ほぼ全量摂取できている．消化器症状は特にないが便秘傾向．うつ症状（治療抵抗性うつ病）はないが，抗精神病薬を服用しているためか，普段生活しているときは静かな様子である．

処方内容

- メマンチン（メマリー®錠20 mg）1回1錠 1日1回 朝食後
- スピロノラクトン（アルダクトン®A錠25 mg）1回1錠 1日1回 朝食後
- リシノプリル（ロンゲス®錠5 mg）1回0.5錠 1日1回 朝食後
- ニザチジン（アシノン®錠150 mg）1回1錠 1日1回 朝食後
- 抑肝散エキス顆粒 1回2.5 g 1日2回 朝夕食前
- 重質酸化マグネシウム 1回0.25 g 1日2回 朝夕食後
- クエチアピン（セロクエル®錠25 mg）朝食後1錠 夕食後2錠 1日2回

処方意図は？

- アルツハイマー型認知症の既往があり，メマリー®を内服しています．
- 高血圧症の既往があり，アルダクトン®A，ロンゲス®を内服しています．
- 消化器症状の既往や訴えはありませんが，アシノン®を内服しています．
- アルツハイマー型認知症の周辺症状の緩和を目的として，抑肝散を内服しています．
- 便秘傾向のため，重質酸化マグネシウムを内服しています．
- アルツハイマー型認知症の周辺症状の緩和と介護抵抗の暴力抑制を目的として，セロクエル®を内服しています．

処方内容をどう考える？

- バルーンカテーテル交換時の攻撃的な介護抵抗が問題になっているため，降圧利尿に対する処方を，より適正化できないか検討することが望ましいと考えられます．
- 抑肝散が奏効し介護抵抗も緩和すれば，セロクエル®が不要になる可能性があると考えられます．
- 既往と照らしてアシノン®の必要性に疑問があり，漫然投与されている可能性もあるため，要否を再評価することが必要だと考えられます．

具体的にはどうする？

● メマリー®

　アルツハイマー型認知症における認知症状の進行抑制のために維持量を内服していますので，継続服用する必要があると考えられます．

- **アルダクトン®A**

    K保持性利尿薬で，高血圧症の既往があり1日1回内服しています．尿閉による浮腫への対応ということからも，継続服用することが望ましいと考えられます．

- **ロンゲス®**

    高血圧症の既往があり，1日1回内服していますが，降圧利尿に対する処方を再検討する際に，中止できる可能性があると考えられます．本症例の場合，尿閉への対応も考慮すると，高血圧症と排尿困難の双方に適応を有する，一部のα遮断薬が奏効する可能性があると考えられます．

- **アシノン®**

    消化器症状の既往がないことから，多剤併用による副作用予防のために1日1回内服しているようですが，患者の訴えがないようであれば，中止できる可能性があると考えられます．

- **抑肝散**

    アルツハイマー型認知症の周辺症状緩和のために1日2回内服しています．抑肝散の使用に適した証には，「緊張・興奮型」と「弛緩・沈うつ型」の双方がありますので，継続服用することが望ましいと考えられます．

- **重質酸化マグネシウム**

    便秘傾向のため1日2回内服していますが，排便状況によっては，中止できる可能性があると考えられます．

- **セロクエル®**

    アルツハイマー型認知症の周辺症状緩和のため，1日2回内服しています．本剤は，鎮静効果が強く，抗うつ効果もあり，錐体外路症状は生じにくいという特徴を有している一方で，体重増加と血糖上昇に注意が必要です．また，抗コリン作用による膀胱平滑筋弛緩作用のため，尿閉

が助長される可能性があります．したがって，介護抵抗が緩和した場合には，減量または中止できる可能性があると考えられます．

医師への提案

- バルーンカテーテル交換時に介護抵抗が問題になっていることを，医師と情報共有します．
- 降圧利尿に対する処方を再検討する必要性について，医師と意見交換します．
  ⇒医師から，α遮断薬であるウラピジル（エブランチル®カプセル15 mg）の使用について薬剤師へ相談あり．薬剤師から，「エブランチル®の使用により，尿道括約筋が弛緩し排尿困難の緩和効果が期待できるが，血管平滑筋も弛緩し過度の血圧低下が懸念される」と回答．
- アシノン®の要否について，医師に再評価を依頼します．
- セロクエル®による抗コリン作用にて膀胱平滑筋弛緩作用があるため尿閉が助長される可能性があることを医師に報告します．

　以上の内容を医師に情報提供し，処方内容の検討を依頼しました．さらに薬剤師からは，具体的に以下の提案を行いました．
- ロンゲス®の中止．
- アシノン®の中止．
- セロクエル®の減量．

提案後の処方内容

- メマンチン（メマリー®錠20 mg）1回1錠　1日1回　朝食後
- スピロノラクトン（アルダクトン®A錠25 mg）1回1錠　1日1回　朝食後
- 抑肝散エキス顆粒　1回2.5 g　1日2回　朝夕食前

- 重質酸化マグネシウム 1回 0.25 g　1日2回　朝夕食後
- クエチアピン（セロクエル®錠 25 mg）1回1錠　1日2回　朝夕食後
- ウラピジル（エブランチル®カプセル 15 mg）1回1cap　1日2回　朝夕食後

● 処方変更後の経過

　エブランチル®の使用後，自尿がみられたため，バルーンカテーテルが抜去されました．それ以降，バルーンカテーテルの留置は不要になり，患者の介護抵抗もなくなりました．

　自尿がみられたものの，下肢浮腫があり，また，自尿を維持するため，アルダクトン®Aは継続処方されています．

〈恩田光子，的場俊哉〉

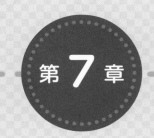

第7章

医師視点でみた多剤併用

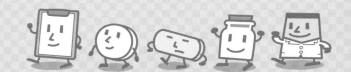

第7章 医師視点でみた多剤併用

はじめに

ポリファーマシーとは？ 関連用語の整理[1)]

　5剤以上の薬剤使用をポリファーマシーと定義することがありますが，複数の疾患を抱える患者，特に高齢患者が増加してきている今，この定義は適切ではありません．"ポリファーマシーは必要悪（Polypharmacy is a necessary evil）"ともいわれ[2)]，複数の薬を使用せざるを得ない病態が存在します．薬剤の数だけを問題とするのではなく，処方が適切かどうかを問題にすべきです．

- **適切なポリファーマシー**：複雑な病態の患者，複数の疾患の患者に，適切に，エビデンスにもとづいて処方がされている場合．
- **不適切なポリファーマシー**：複数の薬剤が不適切に処方されている場合，薬物治療の意図する利益が得られていない場合．例えば，エビデンスにもとづいていない，害が利益を上回る，相互作用の危険がある，内服の負担・薬剤費の負担がある，アドヒアランスを得ることが難しい，他の薬の副作用を治療するために薬が処方される（これを処方カスケードとよぶ），などがあります．
- **オリゴファーマシー**（oligopharmacy）：熟慮してポリファーマシーを防ぎ，可能なら5剤以下にすること．
- **ハイパーファーマシー**（hyperpharmacy）：10剤以上が処方されている場合．近年，これが増えてきています．
- **減処方**（deprescribing）：不適切な処方を安全に効果的に中止するこ

と．これは，そう簡単ではなく複雑なプロセスです．

❷ 処方見直しの原則[3]

減処方の原則は以下の5つです．

①現在服用中のすべての薬を明らかにして，その処方理由を確認する．
複数の医療機関から処方されていたり，市販薬を服用していたりするので，服用しているすべての薬をリストアップしなければなりません．

②相互作用を考慮し，薬の有害事象のリスクを包括的に検討する．
1つの薬の副作用だけに焦点を当てるのではなく，相互作用（薬－薬，薬－病態）を考慮します．

③利益と害のバランスを考慮し，それぞれの薬について検討する．
すべての薬に利益と害があります．利益が害をどの程度上回るのかを判断することはなかなか難しいことです．

④中止する薬の優先順位を決める．
止めても最も害が少ないものから中止します．副作用が起きる可能性が低い，病態のリバウンドが低いものを慎重に選びます．

⑤薬を中止し，患者の病態，有害事象の変化をフォローする．
多くの薬は一生涯服用する必要はなく，定期的に薬のリスクと利益を評価すべきで，中止可能な薬はないかと常に検討すべきです．そして，実際に中止するにあたっては，一度に1つの薬を減量・中止するようにします．問題が生じたときに原因がわかりやすいためです[4]．
（※次項以降のCaseでは，最終的に整理された薬の一覧を示しています．そのため複数の薬が減量・中止されていますので，ご注意ください）

❸ 処方見直しの7ステップ[5]

次のような7つのステップを踏んで処方の見直しの検討をするとシステマティックで実践しやすいでしょう．

- **目的**
    - ①薬物治療の目的・目標をはっきりさせる．
        その健康問題は現在のものか，将来のものか（予防）．
- **ニーズ**
    - ②主要な薬を明らかにする．
        中止できないものはどれか．中止できそうなものはどれか．
    - ③不必要な薬物治療を受けていないか．
        治療目標を達成できる薬なのか，エビデンスがあるのか，今の患者の病態に適応があるのか．
- **効果**
    - ④治療目標が達成されているか．
        増量・変更の必要はないか，アドヒアランスはよいか．
- **安全性**
    - ⑤薬物有害反応が生じていないか，リスクはないか．
        相互作用やオーバードーズなどの患者のリスクはないか．実際に有害事象は起きていないか．
- **費用対効果**
    - ⑥費用対効果がよいか．
        より費用対効果のよい薬はないか．
- **アドヒアランス，患者中心性**
    - ⑦意図したとおりに内服しようと思っているか，内服できるか．
        ノンアドヒアランスにつながる服用の複雑さはないか．患者の好みを考慮しているか．

4 患者中心のポリファーマシー対策[6]

これまで述べてきた方法を図のような7つのステップで継続的にくり返していくようにします．特に強調したいことは，患者と合意するス

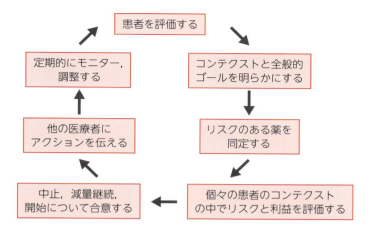

図 患者中心のポリファーマシー対策 7つのステップ
文献6より引用

テップの重要性です．医学的な理論にもとづいて一方的に処方を見直すのではよい結果は得られません．患者と価値観を共有し，今後の方針を決定することをshared decision makingといい，医療者には次のような能力が求められます[7]．

①患者とパートナーシップを築く．
②情報に関する患者の意向（情報量や情報の形式）について話し合い，確認する．
③意志決定における役割（リスクを引き受けること，自分自身や他の人のかかわりの程度など）に関する患者の意向，選択した行為がどうなるかについての不確実性の存在，について話し合い，確認する．
④患者の考え・心配・期待（病気のマネジメントのオプションなど）を確認し，それに応える．
⑤（患者がもっている考えや情報を含めて）選択肢を明らかにして，個々の患者に関連したエビデンスを評価する．
⑥上記②，③や枠組み効果（情報提供の枠組みが患者の意志決定にどう影響するか）などを考慮しながら，エビデンスを提示する．患者の価値観やライフスタイルを考慮した別の決断のインパクトを患者が熟考

し評価することをサポートする.
⑦患者とのパートナーシップのなかで決定を行ったり,または決定を交渉したりし,対立を解消する.
⑧アクションプランに合意し,フォローアップの準備を考える.

次項以降のCaseでは,これまで述べてきたような複雑なプロセスを詳述することは誌面の都合上できなかったため,結果だけを簡略に記載していることをお断りしておきます.処方見直しはそう簡単なものではないことを理解しておいてください.

文献

1) NHS, Specialist Pharmacy Service:A patient centred approach to polypharmacy:a process for practice(Barnett N, et al, eds). 2015
2) Wise J:Polypharmacy:a necessary evil. BMJ, 347:f7033, 2013
3) Scott IA, et al:Reducing inappropriate polypharmacy:the process of deprescribing. JAMA Intern Med, 175:827-834, 2015
4) All Wales Medicines Strategy Group:Polypharmacy:Guidance for Prescribing. 2014
5) NHS, Scotland:Polypharmacy Guidance. 2015
6) NHS, Specialist Pharmacy Service:Seven steps to managing polypharmacy. 2015
7) Towle A & Godolphin W:Framework for teaching and learning informed shared decision making. BMJ, 319:766-771, 1999

〈宮田靖志〉

第7章 医師視点でみた多剤併用

Case 1 患者の全般的な管理を行う主治医がいない症例

症例

90歳女性．昨日の20時頃に寒いと訴えていた．本日は昼頃までは会話はできていたが，1時間前に様子を見に行くとぐったりしており，意識がなく，体が熱くなっていたので，救急要請してERを受診した．息子と2人暮らし．普段は，頭部外傷で寝たきり状態となっているが，車いすに座り，簡単な会話はできていた．同居の息子や近くに住む娘が介助して医療機関に受診していた．インスリン注射の治療を受けており，1カ月前に低血糖で近くの医療機関に1泊入院した既往がある．諸検査にて急性肺炎，敗血症性ショックと診断され，点滴加療にて急性期を脱した．5つの医療機関にかかっているため，すべての医療機関からの情報を即座に入手することは困難であった．家族の話を総合すると，少なくとも次のような医学的問題にて治療されているようであった．認知症，糖尿病，心筋梗塞（冠動脈ステント留置），大腿骨頸部骨折．

処方内容（持参薬）

<皮膚科>
- プレドニゾロン（プレドニン®錠 5 mg）1回 0.5 錠 1日1回 朝食後
- ミノサイクリン（ミノマイシン®錠 50 mg）1回 1錠 1日2回 朝夕食後
- アレンドロン酸ナトリウム（ボナロン®錠 5 mg）1回 1錠 1日1回 朝起床時
- ゲンタマイシン軟膏 1日4回塗布
- ヘパリン類似物質（ヒルドイド®ソフト軟膏）1日4回塗布

<近医内科>
- コデインリン酸塩 1% 1回 1 g 1日 3回 朝昼夕食後
- ロペラミド（ロペミン®カプセル）1回 1cap 1日 1回 朝食後

<精神科>
- チアプリド（グラマリール®錠 50 mg）1回 1錠 1日 2回 朝夕食後
- ニトラゼパム（ベンザリン®錠 5 mg）1回 1.5錠 1日 1回 就寝前
- ラメルテオン（ロゼレム®錠 8 mg）1回 1錠 1日 1回 就寝前

<総合病院内科>
- プレガバリン（リリカ®カプセル 75 mg）1回 1cap 1日 1回 朝食後
- シタグリプチン（ジャヌビア®錠 25 mg）1回 1錠 1日 1回 朝食後
- カルバマゼピン（テグレトール®錠 100 mg）1回 1錠 頓用 疼痛時
- ランソプラゾール（タケプロン®OD錠 15 mg）1回 1錠 1日 1回 朝食後
- フェブキソスタット（フェブリク®錠 10 mg）1回 1錠 1日 1回 朝食後
- クエン酸第一鉄（フェロミア®錠 50 mg）1回 1錠 1日 1回 朝食後
- ジクロフェナク（ボルタレン®サポ®坐剤 25 mg）1回 1個 頓用 疼痛時
- インスリンリスプロ混合製剤（ヒューマログ®ミックス 25）6単位 1日 1回 朝食直前

<総合病院循環器科>
- オルメサルタン（オルメテック®錠 10 mg）1回 2錠 1日 1回 朝食後
- アスピリン（バイアスピリン®錠 100 mg）1回 1錠 1日 1回 朝食後
- クロピドグレル（プラビックス®錠 75 mg）1回 1錠 1日 1回 朝食後
- アゾセミド（ダイアート®錠 30 mg）1回 1錠 1日 1回 朝食後
- スピロノラクトン（アルダクトン®A錠 25 mg）1回 1錠 1日 1回 朝食後
- レバミピド（ムコスタ®錠 100 mg）1回 1錠 1日 1回 朝食後
- ミノサイクリン（ミノマイシン®錠 50 mg）1回 1錠 1日 1回 朝食後
- ゲンタマイシン軟膏 1日 4回 塗布

検査値（入院時）

AST (IU/L)	28	Cre (mg/dL)	2.40（退院時 0.56）
ALT (IU/L)	26	尿酸 (mg/dL)	4.5
γGTP (IU/L)	46	Hb (g/dL)	9.6

次ページに続く

T-Bil (mg/dL)	0.9	MCV (fL)	100
Na (mEq/L)	143	MCH (pg)	35
K (mEq/L)	4.1	HbA1c (%)	6.5
BUN (mg/dL)	115 （退院時 11)		

処方意図は？

　5人の担当医から合計20の内服薬（頓用を除く）の処方を受けている救急患者であり，患者の全般的な管理を責任もって行っている主治医はいない状況です．都市部病院の救急室に搬送される在宅の高齢患者の典型的なケースです．それぞれの処方医と連絡をとり，処方意図を確認して内服継続すべきかどうか個々の薬剤について検討すべきですが，実際にはなかなか困難です．処方医自体も患者を引き継いでいて前医の処方を漫然と継続しているだけであったりして，処方意図がわからないままのことがよくあります．今回もそのようなケースでした．

- 心筋梗塞を発症したのか，冠動脈の強い狭窄がみられたのか，冠動脈ステントが留置されているため，抗血小板薬（バイアスピリン®），抗血栓薬（プラビックス®）が処方されています．いつ冠動脈ステントが留置されたのかはっきりしません．
- おそらく陳旧性心筋梗塞による心不全があるのでしょう，利尿薬（ダイアート®，アルダクトン®A），アンジオテンシンⅡ受容体拮抗薬（オルメテック®）が処方されています．自宅での通常の血圧は120/70 mmHg程度だそうです．
- 尿酸降下薬（フェブリク®）は，利尿薬による尿酸値上昇を抑えるために処方されているのでしょうか．これまでに痛風発作を起こしたことはないようです．
- 糖尿病に対してインスリンリスプロ混合製剤の注射（ヒューマログ®

ミックス）とDPP-4阻害薬（ジャヌビア®）が処方されています．糖尿病性神経障害があるのでしょうか，プレガバリン（リリカ®）が通常の半量処方されています．
- MCV 100 fLであり，正球性貧血なので鉄欠乏性貧血とは考えにくいのですが，クエン酸第一鉄（フェロミア®）が処方されています．
- 何らかの慢性皮膚疾患があり，副腎皮質ステロイド（プレドニン®）と抗菌薬（ミノマイシン®）が処方されています．抗菌薬は皮膚科と循環器科の両方で処方されています．循環器科受診の際に皮膚科薬の処方を患者家族が依頼したのでしょうか？　他科で処方されている薬が何らかの理由で足りなくなったとき，受診した診療科でその薬を一時的に処方してほしいと依頼する患者さんはいます．
- 慢性の下痢が続いているようです．止痢薬（ロペミン®）が処方されています．リン酸コデインもおそらく下痢に処方されているのではないかと思います．呼吸器疾患や激しい疼痛があるようにはみえませんので，鎮咳作用，鎮痛作用を期待して処方されているのではないでしょう．
- 高度な認知症があります．昼夜逆転やせん妄があるのかもしれません．睡眠導入薬（ベンザリン®，ロゼレム®）が処方され，チアプリド（グラマリール®）も処方されています．
- 7年前に転倒して骨折した後から骨粗鬆症に対してアレンドロン酸（ボナロン®）の処方が継続されているようです．
- テグレトール®は糖尿病性神経障害の疼痛に対して処方されているようです．ボルタレン®も疼痛時頓用で処方されており，疼痛コントロールが困難だったことが考えられます．

処方内容をどう考える？

　急性期治療を済ませ，そのまま元どおりの在宅療養をするので，内服薬の調整をしないで退院するという選択も可能です．しかし，それ

ではこのままこの大量の処方薬を服用し続けることになるでしょう．入院を契機に処方薬を整理するのがよいでしょう．

- 90歳の寝たきりの認知症患者さんにこれだけの処方薬で治療をする必要があるのかどうか，冷静に判断する必要があります．特に疾患の予防薬は，ガイドラインに沿ってやみくもに処方するのではなく，患者さんの生命予後を勘案して継続を決定しないといけません．
- おそらくこれだけの量の薬を家族が管理するのは困難でしょうし，患者が服用するのも困難です．実際，患者さんはときによっては薬を全く飲もうとしなかったり，家族も服用の介助を忘れたりすることがたびたびあるとのことでした．
- 絶対に中止できないのはプレドニン®です．現在，皮膚疾患はみた目上は安定しているようですが，長期にわたってプレドニン®を服用している可能性が高いので，これを突然中止すると副腎不全を起こしてしまいます．

> **Point** ★ 長期にわたりステロイドを使用している場合，副腎不全を起こすことがあるので突然の中止は避ける．

- ミノマイシン®は一時中止してもよいでしょう．現在，皮膚の状態は落ち着いています．これが慢性の下痢の原因になっている可能性もあります．これで下痢が落ち着くようならコデインリン酸塩も中止できます．ただし，糖尿病性神経障害による慢性下痢なら下痢の改善はないと思います．もしそうだとしたら，寝たきりの患者さんなので，おむつ交換が頻回にできるなら止痢薬で無理に下痢を止める必要はないので，ロペミン®は不要でしょう．
- 無症候性の高尿酸血症を治療するかどうかは議論があるところですが，痛風発作を起こしていない限り，高度な尿酸値上昇でなければ内服治療の必要はないと考えます．
- 糖尿病の管理は厳格にされていますが，ここまでの厳格さは高齢者に

は必要ないでしょう．実際，低血糖で入院の既往もあります．現在のインスリン量は多くありません．もし家族がインスリン注射をする負担が大きいならDPP-4阻害薬とメトホルミンの内服に切り替えるのがよいでしょう．注射が負担でないならDPP-4阻害薬の服用は中止し，また混合製剤のインスリンではなく遅効型インスリンの1回注射にするのがよいでしょう．

- 利尿薬による低K血症が進むようならK保持性利尿薬であるアルダクトン®Aの服用はよいかもしれませんが，心不全治療として使用しているとしたら，現在の心不全状態はNYHA Ⅱですので，アルダクトン®Aを使用するエビデンスはありませんから中止してよいでしょう．
- ボナロン®はすでに7年間内服しているので，いったん中止してもよいでしょう．5年間の継続後に見直すことが推奨されていますし，すでに寝たきりで自力での活動はないので，介護時に無理な外力を加えないよう注意することで骨折を防ぐようにしたいと思います．
- 自宅での日中の血圧は120/70 mmHg程度だとのことでした．オルメテック®は心不全治療として処方されているのだと思いますから，このまま継続します．
- 小球性貧血ではなく，鉄欠乏性貧血は考えにくいように思います．フェロミア®は中止してよいでしょう．
- 夜間の睡眠確保のために，睡眠導入薬に加えグラマリール®も処方されており，これは朝にも処方されています．日中にグラマリール®にて鎮静を図る必要性は高くないと思いますので，朝のグラマリール®は中止してみたいと思います．もし夜間せん妄のためにベンザリン®で入眠を図ろうとしていたのなら，かえってせん妄の悪化につながりますので，中止が望ましいでしょう．
- プロトンポンプ阻害薬が処方されているので，ムコスタ®は中止可能です．
- 現在，神経痛様の疼痛の訴えは全くありません．疼痛に対する薬が

今も必要なのかどうか判断しかねます．ボルタレン®，テグレトール®の頓用はしていないようですので中止してよいでしょう．リリカ®もいったん中止し疼痛が再出現するかどうか見極めるのがよいでしょう．

- 冠動脈ステント留置後の抗血小板薬の服用については，現在さまざまなエビデンスが出てきており，薬剤溶出性ステント（drug-eluting stent：DES）留置後1年間は抗血小板薬2剤併用療法（dual antiplatelet therapy：DAPT）を継続することが推奨されています．しかし，これをいつまで継続するのがよいのかについては，はっきりした結論は出ていないようです．2014年に発表されたDAPT試験では，出血性合併症，全死亡のリスクが，30カ月の長期DAPT群では12カ月群よりも高かったとの結果が得られており，長期のDAPTのよい適応は心筋梗塞のリスクが高く出血のリスクの低い患者であろうと考えられています．この患者さんでの判断は難しいところですが，少なくとも1年以上の長期間DAPTが行われていますので，抗血小板薬は中止を考えてもよさそうです．ご家族と相談し理解が得られたなら，思い切って中止することにします．

 具体的にはどうする？

思い切って以下のように薬を整理しました．
- プレドニン® 錠5 mg　1回0.5錠　1日1回　朝食後
- グラマリール® 錠50 mg　1回1錠　1日1回　夕食後
- ロゼレム® 錠8 mg　1回1錠　1日1回　就寝前
- ジャヌビア® 錠25 mg　1回1錠　1日1回　朝食後
- タケプロン®OD錠15 mg　1回1錠　1日1回　朝食後
- オルメテック® 錠10 mg　1回2錠　1日1回　朝食後
- リリカ® カプセル75 mg　1回1cap　1日1回　朝食後
- ダイアート® 錠30 mg　1回1錠　1日1回　朝食後

減量後2週間状態をみましたが，その時点では血糖，血圧の上昇はなく，下痢はしだいに落ち着いてきており，夜間の睡眠は確保されていました．まだこれだけで減薬が成功したかどうかは判断できませんので，継続的な観察が必要です．

医師への提案

- 寝たきり患者さんであり，家族が患者さんをそれぞれの診療科に連れて行くことは困難ですし，複数診療科から多量の処方薬が出されていますので，在宅診療医が一括して管理するのが患者さんのためには最もよい方法ではないか，と各担当医に説明します．
- 責任をもって患者さんの全体を管理してくれる信頼できる在宅医と連絡をとり，今後の管理を依頼することになりました．

〈宮田靖志〉

第7章 医師視点でみた多剤併用

Case 2 慢性症状の治療に難渋し，多剤併用となった症例

症例

70歳男性．不眠症，ハルシオン依存症，変形性腰椎症，脊柱管狭窄症，腹部膨満感，慢性腹痛，過活動膀胱，鼠径ヘルニア術後などのため，当院および他院にかかりつけている．現在は，主に下肢痛，腹部膨満感・腹痛，頻尿のため，整形外科，消化器内科，泌尿器科を中心に受診している．受診時に待合室でトラブルを起こすことがあり，警備員が対応することもあった．昨日からの38度の発熱と喘鳴および呼吸困難感が著明のためERを受診．胸部X線にて左下肺に肺炎像を認め入院となった．なお，入院時に追加された胸部CT検査にて高度のCOPDが追加診断された．抗菌薬の点滴，気管支拡張薬の吸入，などにて肺炎は軽快した．重喫煙者である．

処方内容（持参薬）

＜循環器科＞
- 一硝酸イソソルビド（アイトロール®錠 20 mg）1回1錠 1日2回 朝夕食後

＜精神科＞
- トラゾドン（レスリン®錠 25 mg）1回2錠 1日1回 就寝前
- トリアゾラム（ハルシオン®錠 0.25 mg）1回2錠 1日1回 就寝前
- ロラゼパム（ワイパックス®錠 1 mg）1回1錠 頓用 不安時

＜消化器科＞
- トロキシピド（アプレース®錠 100 mg）1回1錠 1日3回 朝昼夕食後
- ビオスリー®配合散 1回1 g 1日3回 朝昼夕食後

- アムロジピン（アムロジン®OD錠 2.5 mg）1回1錠 1日1回 朝食後
- レボセチリジン（ザイザル®錠 5 mg）1回1錠 1日1回 朝食後
- デュロキセチン（サインバルタ®カプセル 20 mg）1回1cap 1日1回 朝食後
- 酸化マグネシウム 1回1g 1日3回 朝昼夕食後

＜泌尿器科＞
- フェソテロジン（トビエース® 4 mg）1回1錠 1日1回 朝食後

＜近医整形外科クリニック＞
- リマプロスト アルファデクス（オパルモン®錠 5μg）1回2錠 1日2回 朝夕食後
- ファモチジン（ガスター®錠 20 mg）1回1錠 1日2回 朝夕食後
- レバミピド（ムコスタ®錠 100 mg）1回1錠 1日3回 朝昼夕食後
- 酸化マグネシウム 1回1g 1日3回 朝昼夕食後
- 桂枝茯苓丸 1回2.5g 1日3回 朝昼夕食前

検査値（入院前の通常時）

AST (IU/L)	30	K (mEq/L)	3.5
ALT (IU/L)	27	BUN (mg/dL)	7
γGTP (IU/L)	11	Cre (mg/dL)	0.73
T-Bil (mg/dL)	0.6	Hb (g/dL)	12.5
Na (mEq/L)	142	HbA1c (%)	5.6

処方意図は？

　下肢痛，腹痛，頻尿の症状に対して治療に難渋し，多剤併用になっています．しかし，症状はほとんど改善されておらず，患者さんはくり返し症状を訴え，頻回受診となっています．慢性疼痛で頻回受診する患者さんに対して，医師はどうしても陰性感情をもってしまい，適切な評価，治療ができないことがあります．何らかの薬を処方することでその日の診療を終わらせたいという気持ちが働き，それがポリファーマシーの一因となることもあります．

- 胸部の不定の訴えがあるものの，積極的に狭心症を疑う所見はないのですが，訴えが続くため対応に苦慮し，狭心症の疑い病名をつけてアイトロール®が処方されています．
- 高度の不眠症があり，レスリン®，ハルシオン®が処方されています．ハルシオン®を他の薬に変更することをこれまでに何度か提案しましたが，患者さんは了解されていません．
- カルテに明確な処方理由が記載されていないためはっきりしませんが，慢性腹痛，または下肢痛に対してサインバルタ®が処方されているようです．
- 腹部膨満感，腹痛などの腹部症状に対して，消化器科，整形外科から，アプレース®，ビオスリー®，酸化マグネシウム，ガスター®，ムコスタ®，桂枝茯苓丸が処方されているようです．
- 頻尿の症状は，過活動膀胱と評価され，トビエース®が処方されています．これまで何種類かの同効薬が処方されてきましたが，トビエース®を含め，どれも効果が出ていません．
- 脊柱管狭窄症によると思われる下肢痛に対して，オパルモン®が処方されています．
- 体が乾燥してかゆいことがあるという症状に対して，ザイザル®が処方されています．

処方内容をどう考える？

- アイトロール®は狭心症に対して処方されているわけではなく，明らかに不要な薬なので中止します．
- アプレース®，ガスター®，ムコスタ®は，現在，胃症状の訴えはないので中止できます．胃潰瘍の既往はなく，過去に胃症状のカルテ記載は認めませんでした．薬が多いという理由だけで胃薬が処方されていることがよくあります．
- ビオスリー®にて腹部症状の改善は得られていないので，患者さんが

納得するようならば中止でよいでしょう．

- 乾皮症に漫然と継続処方されているザイザル®は中止して，外用薬で対症するのがよいでしょう．ザイザル®の中止によって頻尿の改善がみられるようなら，抗コリン作用による頻尿であった可能性があります．
- 酸化マグネシウムは消化器科，整形外科クリニックで合計6g/日処方されています．血清マグネシウム濃度を測定して異常がないか確認しておく必要があります．異常がないとしても6gは多量と思われますのでマグネシウム中毒のリスクになります．患者さんの排便状態を評価して，他の便秘薬を併用して酸化マグネシウムは減量すべきでしょう．
- 過活動膀胱の診断で処方されてきた薬剤は，これまでどれも効果が得られていません．トビエース®は中止するのがよいでしょう．他に方法が見当たらないという理由で効果のない薬が漫然と継続されていることはよくみかけられます．頻尿はザイザル®の中止後の経過を評価して，再度，何らかの方法で対処したいと思います．
- 腰部脊柱管狭窄症によると思われる下肢痛にオパルモン®が処方されています．しかし患者さんの症状は慢性的な鈍い下肢全体の痛みであり，間歇性跛行やしびれ感ではないようです．現在までのところオパルモン®にて下肢痛の症状に変化はみられていないので，オパルモン®の効果はないと判断してよいでしょう．

★ 薬が多いという理由だけで胃薬が処方されていることがよくある．
★ 酸化マグネシウムは，特に高齢者で高Mg血症となるおそれがある．

具体的にはどうする？

治療関係がうまく構築されていなければ，処方薬の適正化を考えても，実際に患者さんに提案しても受け入れてもらえない可能性は高くなります．粘り強く適正処方の努力をしていく必要がありますが，実際は

困難なことが多いと思います.
- レスリン®錠 25 mg　1回2錠　1日1回　就寝前
- ハルシオン®錠 0.25 mg　1回2錠　1日1回　就寝前
- ワイパックス®錠 1 mg　1回1錠　頓用　不安時
- アムロジン®OD錠 2.5 mg　1回1錠　1日1回　朝食後
- サインバルタ®カプセル 20 mg　1回1cap　1日1回　朝食後
- 酸化マグネシウム　1回1g　1日3回　朝昼夕食後
- 桂枝茯苓丸　1回2.5g　1日3回　朝昼夕食前

　ひとまず，上記の処方のみにして，患者さんが最も困っている症状について1つずつ対症するのがよいでしょう．複数の症状を一度に治療しようとするとどうしても薬剤が多くなります．特に慢性の症状は簡単には改善できないので，まずは1つの症状を少しでも軽くすることを目標に治療設定するのがよいと思います．今回はこれまで消化器薬が何種類も処方されており，消化器症状の訴えが強そうに思いますので，下腹部痛に対症することから再スタートしてはどうかと思います.

　なお，患者さんには未評価，未治療のCOPDがあることがわかりました．禁煙指導，禁煙補助薬を考慮すべきでしょう．また，抗コリン薬の吸入，β刺激薬の吸入も考慮してよいと思います．頻度は高くないと思いますが，抗コリン薬吸入による頻尿悪化には注意します.

医師への提案

　処方薬の整理は，良好な医師患者関係が構築されていなければ難しいとは思いますが，患者さんのためには薬剤の整理が必要であることを伝えます．患者さんと十分に話し合って，まずは下腹部痛の治療とCOPDの治療に焦点を当てていくようにすることを勧めます．

〈宮田靖志〉

第7章 医師視点でみた多剤併用

Case 3 一度副作用が出た薬を再使用して有害事象を生じた症例

症例

80歳男性．近くの病院の内科に高血圧，糖尿病，前立腺肥大症でかかりつけていた．1カ月前に眼底出血を契機に高眼圧となり，眼科に入院してダイアモックス®，マンニトールでの治療を受けるようになった．その後から食欲低下，嘔気，嘔吐が出現するようになったが，ダイアモックス®での治療を中断すると症状は治まった．その後，外来で再度ダイアモックス®の治療がはじまると嘔気，食欲低下が出現し，入院前日から嘔気が頻回に出現するようになったため，腸閉塞の疑いで当院に紹介入院となった．入院後の諸検査にて，ダイアモックス®による代謝性アシドーシス，2型糖尿病，慢性腎不全の診断が確定した．メイロン®点滴，他にて症状は軽快した．

処方内容（持参薬）

- バルサルタン・アムロジピン（エックスフォージ®配合錠）1回1錠 1日1回 朝食後
- シタグリプチン（ジャヌビア®錠 50 mg）1回1錠 1日1回 朝食後
- グリベンクラミド 2.5 mg 1回1錠 1日1回 朝食後
- エナラプリル 5 mg 1回1錠 1日1回 朝食後
- オメプラゾール 20 mg 1回1錠 1日1回 朝食後
- プラゾシン（ミニプレス® 1 mg）1回1錠 1日1回 朝食後
- テプレノン（セルベックス®カプセル 50 mg）1回1cap 1日2回 朝夕食後
- ニコランジル（ニコランマート®錠 5 mg）1回1錠 1日2回 朝夕食後

- モサプリド（ガスモチン® 錠 5 mg）1回1錠 1日3回 朝昼夕食後
- リマプロスト アルファデクス（オパルモン® 錠 5 μg）1回1錠 1日3回 朝昼夕食後
- エビプロスタット® 配合錠DB 1回1錠 1日3回 朝昼夕食後
- センノシド（プルゼニド® 錠 12 mg）1回2錠 1日1回 就寝前
- 尿素（ウレパール® クリーム）1日数回
- ベクロメタゾン軟膏 1日数回

身体診察所見，検査値（入院前の通常時）

血圧　110/64 mmHg，脈拍　64回/分

AST (IU/L)	15	BUN (mg/dL)	37
ALT (IU/L)	14	Cre (mg/dL)	1.97
γGTP (IU/L)	12	Hb (g/dL)	13.1
T-Bil (mg/dL)	0.6	HbA1c (%)	7.6
Na (mEq/L)	135	血液ガス分析	pH 7.21, HCO_3^- 14
K (mEq/L)	5.0	心電図	虚血性変化なし

処方意図は？

　一度副作用が出ていた薬を再度使用して危険な有害事象を生じたケースです．もしかすると，最初の嘔気がダイアモックス® によって生じていたことを担当医が認識していなかったのかもしれません．嘔気を単なる胃腸炎として片付けてしまい，その原因を曖昧にしていることがよくみられます．注意が必要です．

- 以前から高血圧があり，エックスフォージ®，エナラプリル，ミニプレス® が処方されています．
- 前立腺肥大症に対してエビプロスタット® が処方されていますので，α遮断薬であるミニプレス® は前立腺肥大症に対して処方されているのかもしれません．
- 2年前に胃部不快感の訴えがあり，その後，オメプラゾール，セル

ベックス®，ガスモチン®が処方されていますが，現在，胃の症状は訴えていません．
- 胃薬が追加になっていった経過中にニコランマート®が追加になったようです．心窩部不快感があったとしたら，それを狭心症状として考えて処方されたのかもしれません．これまでに明らかな胸痛はなかったようです．
- オパルモン®が処方された経緯は不明です．身体診察上，末梢血管の拍動は良好です．また腰部脊柱管狭窄症の診断はなく，間歇性跛行，下肢のしびれの訴えはありません．
- 糖尿病があるので，ジャヌビア®，グリベンクラミドが処方されています．

★ 副作用としての嘔気が，単なる胃腸炎として片付けられていることがよくある．

処方内容をどう考える？

- 糖尿病性腎症なのか腎硬化症なのかはっきりしませんが，慢性腎不全がありますので，処方には注意が必要です．眼科では腎不全の情報確認をしなかったため，ダイアモックス®の副作用を招いてしまいました．
- SU薬のグリベンクラミドが処方されていますが，低血糖の危険性が高いと思われます．グリベンクラミドは2.5 mgと少量ですので，これを中止してDPP-4阻害薬のジャヌビア®の少量で治療したいと思います．腎不全のためグリベンクラミドの代謝が遅れ，少量でも十分に効果を示している可能性はあるので，中止・変更後は血糖コントロールを注意深くフォローする必要があります．また，ジャヌビア®自体も腎排泄の薬剤ですので，少量からはじめるにしても低血糖の注意は必要です．
- 腎不全のため血清Kが少し上昇しています．アンジオテンシンⅡ受容

体拮抗薬が配合されたエックスフォージ®，ACE阻害薬のエナラプリルを内服していますので，これらが血清Kの上昇を増強させている可能性もあります．エックスフォージ®，エナラプリルは中止し，アムロジピンのみにするのがよいでしょう．エックスフォージ®にはアムロジピンが5 mg入っていますので，アムロジピン7.5 mgから再調整することにするとよいでしょう．

- 胃薬は副作用が少ないと誤解されることがあり，症状改善後，治療終了後も漫然と処方が継続される傾向があります．特に，プロトンポンプ阻害薬の漫然投与はよくみられます．肺炎や腸炎のリスクが高まるとされていますので，必要のないプロトンポンプ阻害薬は中止すべきです．本ケースでもオメプラゾールは中止するのがよいでしょう．胃の症状はないので，他の胃薬も中止でよいでしょう．
- オパルモン®の処方意図は不明なので中止します．オパルモン®が適応になる症状の既往，所見はないので中止しても問題はありません．副作用が少ないという印象のため，下肢の痛みやしびれに対してきちんとした評価のないままオパルモン®が処方されている不適切診療がときどきみられます．
- 狭心症の症状，所見はありません．もともと心窩部不快の経過で念のため狭心症を考えて処方されたのがニコランマート®でしたので，これは中止して構いません．

★ 胃薬は，症状改善後，治療終了後も漫然と投与されることが多いため，注意する．

具体的にはどうする？

- ジャヌビア®錠 50 mg　1回2錠　1日1回　朝食後
- アムロジン®　5 mg + 2.5 mg　1日1回　朝食後
- ミニプレス®錠1 mg　1回1錠　1日1回　朝食後
- エビプロスタット®配合錠DB　1回1錠　1日3回　朝昼夕食後

- プルゼニド®錠 12 mg　1回2錠　1日1回　就寝前
- 外用剤は継続

　上記のように整理し，糖尿病，高血圧，前立腺肥大症に関して最小限の内服薬にします．

医師への提案

- 処方意図のはっきりしない薬剤がありますので，それらについては身体所見，検査所見で問題がなければ中止するように勧めます．
- 症状が消失しても漫然と処方されている薬剤についても，問題がなければ中止するように勧めます．
- 腎機能障害が今後も進んでいく可能性があるので，新規に薬剤を処方する際には十分な注意をしてもらうよう伝えます．

〈宮田靖志〉

第7章 医師視点でみた多剤併用

Case 4 医学的説明のつかない身体症状で多剤併用となった患者

 症例

75歳女性．もともと，総合病院内科に膠原病の初期の経過観察で通院していた．3カ月前に突然心窩部痛が出現したため近医を受診し，胃内視鏡検査を受けたが異常なく，心臓病を疑われ，循環器病院にて検査を実施されたが，これも異常なかった．その後，下腹部がしくしくする感じの症状に変わり，腹部CT，腹部MRIを実施されたが異常なかった．しばらくすると夜間頻尿が出現するようになり泌尿器科を受診し内服薬を処方された．下腹部痛は持続していたため，近医を受診して大腸内視鏡検査を実施したが異常なかった．知り合いに病状を説明するとそのたびに病院を紹介され，言われるままにさまざまな病院を受診し，そのたびに対症療法薬を処方されて服用していた．最後に受診した病院の診療科で多剤服用，うつ傾向と考えられ，当科を紹介受診することになった．受診時までに少なくとも9病院を受診し，現在もいくつかの病院で治療薬を処方されているが，処方薬が多すぎて本人はどのように管理して内服してよいか混乱していた．

処方内容（お薬手帳の記載から）

＜内科A医院＞
- トラマドール・アセトアミノフェン（トラムセット®配合錠）1回1錠 1日4回 朝昼夕食後，就寝前
- ベリチーム®配合顆粒 1回1g 1日3回 朝昼夕食後
- ブチルスコポラミン（ブスコパン®錠 10 mg）1回1錠 1日3回 朝昼夕食後

<泌尿器科医院>
- イミダフェナシン（ウリトス®錠 0.1 mg）1回1錠 1日3回 朝昼夕食後

<内科B医院>
- ロペラミド（ロペミン®カプセル 1 mg）1回1cap 1日2回 朝夕食後
- ドンペリドン（ナウゼリン®錠 10 mg）1回1錠 1日3回 朝昼夕食前
- エンシュア・リキッド® 1缶250 mL 1回1缶 1日3回 朝昼夕

<総合病院内科>
- トコフェロール（ユベラ®錠 50 mg）1回1錠 1日3回 朝昼夕食後
- アトルバスタチン（リピトール®錠 10 mg）1回1錠 1日1回 朝食後
- エチゾラム（デパス®錠 0.5 mg）1回1錠 1日1回 就寝前
- カンデサルタン・ヒドロクロロチアジド（エカード®配合錠LD）1回1錠 1日1回 朝食後

<漢方診療内科>
- テプレノン（セルベックス®細粒）1回0.5 g 1日3回 朝昼夕食後
- 補中益気湯 1回2.5 g 1日3回 朝昼夕食前
- 五苓散 1回2.0 g 1日2回 朝夕食前
- 真武湯 1日7.5 g を2回に分けて 朝夕食前
- 八味丸 1回20丸 1日3回 朝昼夕食前
- 煎じ薬 オウギ 6 g，コウジン 4 g，ビャクジュツ 3 g，麦門冬湯 4 g，シャクヤク 3 g，コウブシ 2 g

検査値（入院前の通常時）

項目	値	項目	値
AST (IU/L)	26	BUN (mg/dL)	11
ALT (IU/L)	33	Cre (mg/dL)	5.54
γGTP (IU/L)	36	LDLコレステロール (mg/dL)	98
T-Bil (mg/dL)	0.6	Hb (g/dL)	11.4
Na (mEq/L)	136	HbA1c (%)	5.7
K (mEq/L)	4.1		

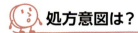

処方意図は？

すでにほとんどの検査が実施され，異常は認めていません．当院に紹

介受診した際に再度，一般血液・尿検査，画像検査を実施しましたが，現在の症状である下腹部痛を説明できる病変はみつかりませんでした．このような状態を"医学的に説明のできない身体症状（medically unexplained physical symptom：MUS）といいます．MUSの治療は，症状に合わせて対症療法薬や抗うつ薬が処方されることがありますが，治療に難渋します．本例のように，多くの医療機関を同時受診し，多くの薬剤が処方されるケースもよくみられます．

- A医院からは，下腹部痛に対してブスコパン®が処方されていますが，疼痛コントロールができないため，トラムセット®が追加処方されています．腹部症状に少しでも効果があると思われたのか，ベリチーム®も処方されています．
- 発症当初は心窩部痛の訴えがあったためB医院からはナウゼリン®が処方されており，経過中下痢の症状があったためかロペミン®も併用されています．
- 総合病院では，膠原病に伴う末梢循環改善のためでしょうか，ユベラ®が処方されています．高血圧，脂質異常症に対してエカード®，リピトール®が処方されています．下腹部痛のため不眠となったためデパス®が処方されたようです．
- 泌尿器科医院では，夜間頻尿に対してウリトス®が処方されています．
- 漢方診療内科では，胃の症状にセルベックス®，下痢に五苓散，真武湯，全身倦怠感に補中益気湯，八味丸が処方されています．煎じ薬は解釈が難しく，漢方医の処方意図はわかりませんでしたが，おそらく腹部症状に対して処方されているものと考えました．

処方内容をどう考える？

3カ月も不定の腹部症状が続いてさまざまな医療機関を受診していると，どうしてもこのように多くの対症療法薬が処方されることになって

しまいます．漢方薬が選択されるケースも多いでしょう．MUSでは治療効果がはっきりと現れることは多くはないので，試みた対症療法薬の効果を正しく判定して，無効と判断したなら中断，変更しなければなりません．無効な薬に加えて新しく別の薬を追加するようなことは避けなければいけません．

- すでに胃の症状，下痢は消失していましたので，ベリチーム®，ロペミン®，ナウゼリン®，セルベックス®，五苓散，真武湯は中止してよいでしょう．
- 倦怠感に対して処方されたと思われる補中益気湯，八味丸は継続しておいてもよいのかもしれませんが，患者さんは内服薬が多いために混乱しているので，いったん中止するのがよいでしょう．煎じ薬も同様です．
- 総合病院内科で以前から処方されていた薬はこのまま継続でもよいかもしれませんが，ユベラ®，リピトール®は継続の適用はないようです．現在，末梢循環不全の症状はありませんのでユベラ®は不要です．
- 冠動脈疾患のリスクファクターが高血圧以外になく，リピトール®開始前のLDLコレステロールは140 mg/dLでしたので，ポリファーマシーとなって混乱している状況ではこれも中止しておいてよいでしょう．リスクファクターの少ない脂質異常症に対する処方は，患者さんの生命や価値観を十分に考慮して検討する必要があります．
- 患者さんが現在最も困っているのは下腹部痛です．下腹部痛にブスコパン®という単純な処方がされることがありますが，腸管の痙攣様の痛みであることを問診や身体診察で確認しないで処方するのはいけません．本例は重苦しい，差し込むような痛みで，腹部聴診にて腸蠕動は全く亢進しておらず，実際，ブスコパン®内服にて腹痛は軽快しないと患者さんは言っていますので，ブスコパン®は中止します．
- 腹痛に対して患者さんはトラムセット®を1日4回内服することで何とか症状が治まっていると言っています．ひとまずトラムセット®は

このままで腹痛を消失させることを目標にしたいと思います．
- 夜間頻尿は，過活動膀胱の疑いがありそうです．夜間の睡眠が障害されると腹痛に影響するかもしれませんので，ウリトス®はこのまま継続とします．

具体的にはどうする？

　ひとまず薬を極力少なくして腹痛のコントロールに集中したいと思い，以下の処方だけにしました．
- トラムセット®配合錠　1回1錠　1日4回　朝昼夕食後，就寝前
- ウリトス®錠 0.1 mg　1回1錠　1日3回　朝昼夕食後
- エンシュア・リキッド®　1缶250 mL　1回1缶　1日3回　朝昼夕
- デパス®錠 0.5 mg　1回1錠　1日1回　就寝前
- エカード®配合錠LD　1回1錠　1日1回　朝食後

　下腹部痛は1週間程度で消失しましたが，強い倦怠感は持続しました．その後，漢方薬で倦怠感の治療を続けましたが効果がなく，少量の抗うつ薬を処方したところ症状は完全に消失しました．

医師への提案

- MUSの患者さんへの対症療法薬の処方は多剤になりやすいので，無効と判断したなら中止・変更することを勧めます．
- 症状の治療は長期戦になることを覚悟して，患者さんとの信頼関係を構築することが第一です．極力内服薬を少なくして，一つひとつの薬剤の効果を確かめながら治療を進めていくことを提案します．安易に薬を併用しないのがよいことを伝えます．

〈宮田靖志〉

第7章 医師視点でみた多剤併用

Case 5 薬剤を自己調整し，指示どおり内服していなかった症例

症例

65歳女性．以前から糖尿病，高血圧，脳梗塞後パーキンソニズムにてA病院内科，脳神経外科，7年前から躁うつ状態でB精神科医院に通院中であった．血圧が下がりすぎて収縮期血圧70 mmHg台になることがあり，高いときでも110 mmHgくらいである．血圧の薬を止めるのは恐いと思っていたが，ときどきふらつきがあるため，3カ月前に降圧薬が減量となっている．それでもふらつきがあり，薬の飲み過ぎのせいではないか，と家族が心配し，内科の担当医が転勤になって代わったことを機会に，入院して薬を整理して少なくしてほしいと希望し，A病院内科に入院することになった．脳神経外科では薬がどんどん増えてしまうので，もう受診させたくないと家族は言っている．

処方内容（持参薬）

＜内科＞
- エパルレスタット（キネダック®錠50 mg）1回1錠 1日3回 朝昼夕食前
- アカルボース（グルコバイ®錠50 mg）1回1錠 1日3回 朝昼夕食直前
- 防風通聖散 1回2.5 g 1日3回 朝昼夕食前
- シタグリプチン（ジャヌビア®錠50 mg）1回1錠 1日1回 朝食後
- フロセミド（ラシックス®錠20 mg）1回1錠 1日1回 朝食後
- 塩化カリウム（スローケー®錠600 mg）1回2錠 1日2回 朝夕食後
- アジルサルタン（アジルバ®錠40 mg）1回0.5錠 1日1回 朝食後
- フェブキソスタット（フェブリク®錠10 mg）1回1錠 1日1回 朝食後

<脳神経外科>
- レボドパ／カルビドパ水和物配合（メネシット® 配合錠 100 mg）1回1錠 1日1回 朝食後
- シロスタゾール（プレタール® OD錠 100 mg）1回1錠 1日2回 朝夕食後
- センノシド（プルゼニド® 錠 12 mg）1回3錠 1日1回 夕食後
- センナ（アローゼン® 顆粒）1回 0.5 g 1日1回 就寝前
- クロルプロマジン〔ウインタミン® 細粒 10％（100 mg/g）〕1回 0.1 g 1日2回 朝夕食後
- フルニトラゼパム（ロヒプノール® 錠 2 mg）1回1錠 1日1回 就寝前
- ヒドロキシジン（アタラックス®-P カプセル 25 mg）1回 1cap 1日1回 就寝前
- フェキソフェナジン（アレグラ® 錠 60 mg）1回1錠 1日2回 朝夕食後
- カルバマゼピン（テグレトール® 錠 100 mg）1回1錠 1日2回 朝夕食後
- レボセチリジン（ザイザル® 錠 5 mg）1回1錠 1日1回 夕食後
- ベポタスチン（タリオン® 錠 10 mg）1回1錠 1日2回 朝夕食後
- ロラゼパム（ワイパックス® 錠 0.5 mg）1回1錠 頓用 足の違和感が強いとき
- プラミペキソール（ビ・シフロール® 錠 0.5 mg）1回1錠 1日2回 朝夕食後
- アリピプラゾール（エビリファイ® 錠 3 mg）1回1錠 1日1回 朝食後
- フェルビナクテープ 10袋
- 炭酸リチウム（リーマス® 錠 200 mg）1回1錠 1日1回 朝食後

<整形外科>
- エルデカルシトール（エディロール® カプセル 0.75 μg）1回 1cap 1日1回 朝食後
- アレンドロン酸（ボナロン® 900 μg）100 mL 1袋 点滴静注

<耳鼻科>
- フルチカゾン（アラミスト® 点鼻液）1日1回 両鼻に点鼻

<B精神科医院>
- フルボキサミン（デプロメール® 錠 25 mg）1回1錠 1日3回 朝昼夕食後
- スルピリド（ドグマチール® 錠 50 mg）1回1錠 1日3回 朝昼夕食後
- アルプラゾラム（コンスタン® 錠 0.4 mg）1回1錠 1日3回 朝昼夕食後
- フルニトラゼパム（サイレース® 錠 2 mg）1回1錠 1日1回 就寝前
- ブロモバレリル尿素（ブロバリン®）1回 0.5 g 1日1回 就寝前
- 炭酸リチウム（リーマス® 錠 200 mg）1回1錠 1日1回 朝食後

検査値（外来受診時）

AST (IU/L)	17	Cre (mg/dL)	1.35
ALT (IU/L)	11	UA (mg/dL)	6.7
γGTP (IU/L)	49	Ca (mg/dL)	10.5
T-Bil (mg/dL)	0.4	Hb (g/dL)	10.0
Na (mEq/L)	140	HbA1c (%)	5.5
K (mEq/L)	4.0	炭酸リチウム濃度 (mEq/L)	0.27 5カ月前 (0.60〜1.20)
BUN (mg/dL)	33.4		

処方意図は？

❖ 内科の処方

- 担当医はこれまでに3回変わっており，最初に担当した医師は転勤しています．当時のカルテから処方意図を推察するしかありません．この作業は，実は相当な時間がかかり大変です．
- 糖尿病を合併している高血圧ですので，アンジオテンシンⅡ受容体拮抗薬（ARB）が処方されているようです．
- 糖尿病薬としては，ジャヌビア®とグルコバイ®が処方されています．神経障害があるのでしょうか，キネダック®が併用されています．
- フェブリク®は，尿酸値が8.8 mg/dLであった3カ月前から処方されています．これまでに痛風発作を起こしたことはありません．
- ときどき足がむくむという訴えに対して，2年前にラシックス®の頓用が開始となり，再診時から定期内服に変わっています．心不全，その他の疾患はないようです．利尿薬による低K血症のためにスローケー®が併用されています．
- 糖尿病の療養指導で体重減少を指示されていましたが，なかなか体重が減らないため，2年前から防風通聖散が処方されています．

❖ 脳神経外科の処方

- 歩きにくさを主訴に3年前に脳神経外科専門病院を受診し，多発性脳梗塞とパーキンソニズムを診断されましたが，投薬は受けていません．その後別の脳神経外科専門病院と総合病院神経内科を受診していますが，パーキンソニズムは否定され，原因不明の脊髄障害との仮診断を受けています．その後，両院は遠方のため当院に通院しています．
- 小刻み歩行などの症状のため，やはりパーキンソニズムと考えられ，メネシット®が処方されています．
- 多発性脳梗塞に対してでしょうか，プレタール®が処方されています．
- 2年前に脳神経外科専門病院で複雑部分発作の診断を受け，その後テグレトール®の内服がはじまっています．
- 2年前に脂漏性湿疹でザイザル®，タリオン®が処方され，その後，皮膚科通院が困難であるため，この2剤を脳神経外科で処方されているようです．
- 4カ月前に1カ月続く鼻閉，鼻水のため耳鼻科を受診し，アラミスト®点鼻液が処方されていましたが，脳神経外科受診時にアレグラ®の処方が追加となりました．
- イライラが強いとの訴えで，1年前からエビリファイ®が追加になっています．
- その後，足の違和感が生じてきており，症状が強いときに頓用するようワイパックス®が処方されていましたが，1年前にむずむず足症候群が疑われ，ビ・シフロール®が処方され，膝から下のイライラが軽快しています．

❖ 精神科医院の処方

- 双極性障害の治療が行われているようですが，現在どのような病状なのか詳細は不明です．デプロメール®，ドグマチール®，リーマス®にてコントロールされているようです．不安も強いのでしょうか，コンスタン®の内服も併用されています．

- サイレース®とブロバリン®は不眠の訴えがあったために処方されたのでしょうか．患者さんにたずねても内服開始となった理由は今となってはわかりませんでした．どちらも今はあまり使用されない薬ですので，かなり以前から漫然と処方されていたのではないかと思われます．

❖ 整形外科の処方

- 10年前に転倒して11番胸椎を圧迫骨折した既往があるようです．1年前に腰痛で整形外科を受診した際に橈骨の骨塩定量を行い，若年成人の60％であったことから内服薬と注射の治療がはじまったようです．

処方内容をどう考える？

内服薬が28剤（頓用を除く）処方されています．患者さんと家族に聞いてみると，とても飲みきれないので，精神科の薬以外はそのときどきで自分たちで調節して服用しているとのことでした．このように，処方された薬を指示どおりに内服していない患者さんは意外と多いものです．そのことに医師はあまり気づいていません．確かにこれだけの薬を全部内服することは無理だろうと思います．薬剤師さんが中心となって，薬の整理を医師に勧めることが必要だと思います．

❖ 内科の処方

- 現在，腎機能障害があり，糖尿病薬は通常量より少量で血糖がコントロールされるはずです．実際，HbA1cは5.5％であり，今後，低血糖を生じる可能性もあるかもしれません．グルコバイ®は中止し，ジャヌビア®の半量だけでもコントロールできそうです．また，6年前に処方されたキネダック®は，足のしびれに効果を示していないようなので，患者さんが了解するようなら中止してよいでしょう．
- 体重減少を目的に処方された防風通聖散も中止が望ましいでしょう．漢方薬は何となく効果があるのではないかという思い込みで医師も患

者も漫然と使用を継続しているケースがよくみられます．効果判定を厳密に行い，効果がなければ中止すべきです．
- 足のむくみの原因をはっきりさせずに利尿薬を使用することはよくみられます．これはよくありません．少なくとも心不全はなさそうですから，ラシックス®は中止します．これによってスローケー®の服用も不要になるでしょう．
- また，痛風発作の既往はないので，無症候性高尿酸血症をフェブリク®で治療していることになります．無症候性高尿酸血症の治療の是非は議論のあるところですが，ポリファーマシーとなっている患者さんでは中止するのがよいでしょう．もし尿酸値が利尿薬によって上昇しているなら，自然と低下してくることも予想されます．

- ★ 足のむくみの原因をはっきりさせずに利尿薬が使用されていることがよくあるので注意する．
- ★ 利尿薬による低K血症に注意する．

❖ 脳神経外科の処方

- 脂漏性湿疹に対して，漫然と2種類の抗ヒスタミン薬が処方されています．さらに，一時的な症状である鼻症状に対して，さらにもう1つの抗ヒスタミン薬が追加され，計3剤の抗ヒスタミン薬が使われています．抗ヒスタミン薬は認知機能の低下につながるおそれがあります．脳梗塞の既往がありますので，血管性認知症があればそれを悪化させるかもしれません．ふらふらするという訴えは，抗ヒスタミン薬による鎮静作用の可能性もあります．湿疹に対しては外用薬で対応するようにして，一度抗ヒスタミン薬はすべて中止します．もし，皮膚病変の悪化がみられるようなら，再度，皮膚科で内服薬の再開が必要かどうか慎重に判断してもらうようにします．
- リーマス®は精神科医院でも処方されています．血中濃度は低いので現時点での危険性はなさそうですが，精神科医院で服用量を調整してもらうのがよいでしょう．

- パーキンソニズムに対してメネシット®が処方されていますが，ドグマチール®などの精神科薬で薬剤性のパーキンソニズムを発症している可能性も十分あり得ます．精神科担当医と相談してドグマチール®の中止が可能なら，パーキンソニズムが改善しメネシット®も中止できるかもしれません．
- むずむず足症候群にビ・シフロール®が効いたようですが，そもそもメネシット®を服用していたのに，むずむず足症候群が1年前から出現しています．エビリファイ®内服後からの症状ですので，これによるアカシジアの可能性はないでしょうか？エビリファイ®の必要性は精神科で再検討してもらい，可能なら一度中止してみたいところです．
- ウインタミン®，ロヒプノール®，アタラックス®-Pは精神科医院での処方薬と薬効が重なるので，精神科医院ですべて調整してもらうようにするのがよいでしょう．
- 理由は不明なのですが，ときどき，炭酸リチウムが処方されています．もしかすると血中濃度を測って低値のためその都度追加しているのかもしれません．

❖ 整形外科の処方

- 血清Ca濃度がやや上昇しています．腎機能障害の影響もあるでしょう．エディロール®内服は中止します．

具体的にはどうする？

<内科>
- ジャヌビア®錠 25 mg　1回1錠　1日1回　朝食後
- アジルバ®錠 40 mg　1回0.5錠　1日1回　朝食後

<脳神経外科>
- （メネシット®配合錠 100 mg　1回1錠　1日1回　朝食後）
- プレタール®OD錠 100 mg　1回1錠　1日2回　朝夕食後
- プルゼニド®錠 12 mg　1回3錠　1日1回　夕食後

- アローゼン® 顆粒 1回0.5 g 1日1回 就寝前
- テグレトール® 錠 100 mg 1回1錠 1日2回 朝夕食後
- （ワイパックス® 錠 0.5 mg 1回1錠 頓用 足の違和感が強いとき）
- （ビ・シフロール® 錠 0.5 mg 1回1錠 1日2回 朝夕食後）

※カッコ内の薬剤は精神科との調整次第で削除可能

＜B精神科医院＞
- デプロメール® 錠 25 mg 1回1錠 1日3回 朝昼夕食後
- コンスタン® 錠 0.4 mg 1回1錠 1日3回 朝昼夕食後
- サイレース® 錠 2 mg 1回1錠 1日1回 就寝前
- ブロバリン® 1回0.5 g 1日1回 就寝前
- リーマス® 錠 200 mg 1回1錠 1日1回 朝食後

外用薬は継続

医師への提案

- 合計28剤の内服薬（頓用を除く）が処方されており，あまりに大量のため患者さんは内服できていなかったことを，まずすべての担当医に伝えます．
- どうしても服用しなければならない薬以外は，いったん中止してもらうよう，担当医に伝えます．
- 脳神経外科での精神科薬の処方は中止していただくよう依頼し，脳神経外科と精神科の担当医が連携をとりながら，あるいは，薬剤師が両者を仲介して，両者の治療薬を再整理するのがよいことを伝えます．内科医が薬の適正処方に詳しければ，内科医と薬剤師が中心となってすべての薬を各担当医と調整するのがよいでしょう．

〈宮田靖志〉

第7章 医師視点でみた多剤併用

Case 6 慢性疼痛の治療に難渋している症例

症例

46歳男性．7年前に交通外傷により骨盤損傷し，A病院にて人工肛門，膀胱瘻造設となっている．このときの神経損傷にて右下肢の疼痛性障害の後遺症が残っており，A病院の整形外科，疼痛外来に通院してきたが改善はない．A病院では疼痛緩和のために多量の薬剤を使用することになり，一時，患者さんは傾眠傾向になったことがあり，薬剤の減薬が行われたという経緯がある．A病院は遠方であり通院困難なため，3年前からB病院に転院となった．B病院では，疼痛性障害の治療のため整形外科，精神科，人工肛門の管理のために外科，皮脂欠乏性皮膚炎と人工肛門周囲の接触性皮膚炎のため皮膚科に定期通院している．1年前に麻痺性イレウスで外科に入院したことがある．今回，サブイレウスのため外科に入院となった．

処方内容（持参薬）

＜整形外科＞
- バクロフェン（ギャバロン® 錠 5 mg）1回2錠 1日4回 朝昼夕食後，就寝前
- ロキソプロフェン（ロキソニン® 錠 60 mg）1回1錠 1日2回 朝夕食後
- レバミピド（ムコスタ® 錠 100 mg）1回1錠 1日2回 朝夕食後
- トラマドール（ワントラム® 錠 100 mg）1回1錠 1日1回 就寝前
- ロキソプロフェン（ロキソニン® テープ）100 mg 10袋
- ブプレノルフィン（ノルスパン® テープ）10 mg 1枚 7日ごとに貼り替える

＜精神科＞

- フルニトラゼパム（ロヒプノール®錠 2 mg）1回1錠 1日1回 就寝前
- ニトラゼパム（ネルボン®錠 5 mg）1回1錠 1日1回 就寝前
- クアゼパム（ドラール®錠 15 mg）1回1錠 1日1回 就寝前
- プロメタジン〔ヒベルナ®散 10％（100 mg/g）〕1回 0.3 g 1日1回 就寝前
- 桂枝加芍薬湯 1回 2.5 g 1日3回 朝昼夕食前（もともとは桃核承気湯）
- 葛根湯 1回 2.5 g 1日3回 朝昼夕食前（本人は足の痛みに対して使用しているらしい）

＜外科＞

- メコバラミン（メチコバール®錠 500 μg）1回1錠 1日3回 朝昼夕食後
- ルビプロストン（アミティーザ®カプセル 24 μg）1回1cap 1日1回 就寝前
- 生菌製剤（ミヤBM®錠 20 mg）1回1錠 1日3回 朝昼夕食後
- センノシド錠 12 mg 1回2錠 1日1回 就寝前
- ジメチコン（ガスコン®錠 40 mg）1回1錠 1日3回 朝昼夕食後
- 大建中湯 1回 2.5 g 1日3回 朝昼夕食前
- 酸化マグネシウム（マグミット®錠 500 mg）1回1錠 1日3回 朝昼夕食後

＜皮膚科＞

- レボセチリジン（ザイザル®錠 5 mg）1回1錠 1日1回 夕食後
- ベポタスチン（タリオン®錠 10 mg）1回1錠 1日2回 朝夕食後
- ベタメタゾン（リンデロン®-Vローション）1日2回 ストーマ周囲
- ヘパリン類似物質（ヒルドイド®ローション）1日1回 顔，適宜 腹部・顔
- ベタメタゾン（リンデロン®-VG軟膏）1日2回 ストーマ周囲の発赤部
- ゲンタマイシン（ゲンタシン®軟膏）ストーマ周囲の発赤部
- クリンダマイシン（ダラシン®Tゲル）1日1回 背中
- ヒドロコルチゾン（ロコイド®軟膏）5 g・アズレン（アズノール®軟膏）5 g 1日2回 口のまわり

🔍 検査値（入院前の通常時）

AST (IU/L)	8	K (mEq/L)	4.7
ALT (IU/L)	6	BUN (mg/dL)	10.7
γGTP (IU/L)	7	Cre (mg/dL)	0.63
T-Bil (mg/dL)	0.2	Hb (g/dL)	11.9
Na (mEq/L)	141	HbA1c (％)	5.0

処方意図は？

　　　慢性疼痛性障害のため治療に難渋している患者さんです．前医では疼痛治療薬が大量となり，一時傾眠傾向となり，薬剤を減量したことがあるようです．整形外科，精神科からの処方薬が多くなっており，担当医が治療に苦労していることが伺えます．

- 右下肢の疼痛のために，ロキソニン®，ワントラム®，ロキソニン®テープ，ノルスパン®テープが処方になっています．
- 下肢に痙性麻痺はみられませんが，突っ張るような感じという下肢痛の訴えがあり，このためにギャバロン®が処方されているようです．鎮痛補助薬としての効果を期待しているものと思われます．
- 夜間に下肢痛の自覚が強くなるため不眠となっており，このためにロヒプノール®，ネルボン®，ドラール®，ヒベルナ®が処方されています．ただ，患者さんは朝なかなか起きられない，すっきりしない，午前中ぼーっとすることがある，などの症状を訴えています．
- 桂枝加芍薬湯は，もともと内服していた桃核承気湯から半年前に変更になったようです．便秘傾向ですので，そのために処方されたのでしょうか？　ただ，ご本人は何の症状のために内服されているか理解されていないようです．
- 葛根湯は足の痛みのために内服しているとおっしゃっていました．葛根湯が開始となった経緯ははっきりしません．
- 外科から処方されている薬は，便秘，腸管ガス貯留を回避してイレウスを予防しようという意図のようです．メチコバール®の処方意図は不明です．下肢の痛みを訴えられるため，他科では処方されていないタイプの薬剤を処方したのでしょうか？
- ザイザル®，タリオン®は皮脂欠乏性皮膚炎に対して処方されています．

処方内容をどう考える？

　A病院ですでにポリファーマシーによる傾眠という有害事象の発症の既往があり，その当時と比べると薬剤の量は減っているのかもしれませんが，それでも処方薬はまだ多量です．特に睡眠導入薬が4種類処方されていることについては，介入が必要と思われます．

- 患者さんの1番の訴えは右下肢の疼痛です．今回の入院を，処方薬をもう一度見直して治療戦略を立て直してみる契機とするのがよいでしょう．
- 葛根湯，桂枝加芍薬湯は，処方意図が不明または薬効とは別の意図で服用されていますので，中止が望ましいでしょう．
- 外科で処方されているメチコバール®は継続しても悪くはありませんが，効果は上がっていませんので，中止するのがよいでしょう．
- 便秘がイレウスの誘因になることをおそれて便秘改善薬が何種類か処方されていますが，アミティーザ®を追加して排便状態は良好のようです．この薬を中心にし，他の薬は漸減していってみるのがよいでしょう．ミヤBM®，ガスコン®，センノシド，マグミット®は最終的に中断できるかもしれません．
- 大建中湯は，一度腸閉塞を発症した後には継続的に処方される傾向がありますが，果たして生涯内服し続ける必要があるのかどうか疑問です．アミティーザ®によって排便状態が改善しましたので，腸閉塞の誘因と考えられていた便秘はありません．大建中湯は漸減して最終的には中止してよいように思います．
- 皮脂欠乏性皮膚炎による掻痒にザイザル®，タリオン®が漫然と処方され続けているようです．急性期の掻痒感は消失していますので，これらの内服は中止し，保湿剤を中心として外用薬で治療するのがよいでしょう．
- ロキソニン®による潰瘍予防として処方されていると考えられるムコ

スタ®は，NSAIDs潰瘍予防の第一選択薬とはなりません．プロトンポンプ阻害薬に変更が望ましいでしょう．

- さて，下肢痛の治療の見直しと睡眠導入薬の減量という2つの大きな課題が残りました．疼痛治療については，すでに前医でいろいろな治療薬が試されてきているようなので，簡単にはいかないと思います．慢性疼痛の患者さんとは，良好な医師患者関係を長期に保ちながら，少しずつ状態を改善させることを考えるようにします．薬剤の追加や変更で急に症状が改善することはありません．
- ギャバロン®の追加にて疼痛の軽減は得られていないようですので，漸減して疼痛の悪化がないことを確認しながら中止していってよいでしょう．その代わりにロキソニン®，ワントラム®を増量してみたいと思います．
- これでしばらく様子をみて，さらに追加するとするならSNRI（デュロキセチン）を追加してみたいと思います．これで効果がみられるようなら，睡眠導入薬が減量できる可能性があります．
- ロヒプノール®，ネルボン®，ドラール®はベンゾジアゼピン系睡眠導入薬であり，長期に服用していますので，反跳性不眠に注意しながら慎重に漸減していく必要があります．根気の必要な方法であり，また，患者さんからの十分な理解が得られていないと行えない方法です．実際には非常に困難なことが多いです．

★ かゆみなどの症状は，急性期が過ぎれば内服を中止し，外用で対処することも検討する．

★ ベンゾジアゼピン系薬剤は，離脱症状に注意しながら慎重に漸減する．

具体的にはどうする？

＜整形外科＞
- ロキソニン®錠60 mg　1回1錠　1日3回　朝昼夕食後（増量しました）
- ワントラム®錠100 mg　1回2錠　1日1回　就寝前（増量しました）

- ランソプラゾール（タケプロン® カプセル 30 mg）1回1cap 1日1回 朝食後（ムコスタ® から変更しました）
- デュロキセチン（サインバルタ® カプセル 20 mg）1回2cap 1日1回 朝食後（1capから開始して増量します）
- ノルスパン® テープ 10 mg 1枚 7日ごとに貼り替える

＜精神科＞
- ロヒプノール® 錠 2 mg 1回1錠 1日1回 就寝前
- ネルボン® 錠 5 mg 1回1錠 1日1回 就寝前
- ドラール® 錠 15 mg 1回1錠 1日1回 就寝前
- ヒベルナ® 散 10%（100 mg/g）1回0.3 g 1日1回 就寝前

＜外科＞
- アミティーザ® カプセル 24 μg 1回1cap 1日1回 就寝前
- 大建中湯 1回2.5 g 1日2回 朝夕食前（漸減していきます）

外用薬は継続

医師への提案

- 慢性疼痛の治療は非常に難しく，長期にわたる良好な医師患者関係のもとで，大量併用にならないよう注意しながら薬を使用する必要があることを伝えます．
- 治療は下肢の鎮痛と不眠に焦点をあてて治療し，内服薬を整理していくことを提案します．
- NSAIDsとオピオイドの増量とSNRIの追加で鎮痛効果を増強させることを試みることを説明します．
- これにて睡眠状態が改善できるようなら，その時点で睡眠導入薬の漸減計画を立てていくことを伝えます．

〈宮田靖志〉

第7章 医師視点でみた多剤併用

Case 7 処方意図のはっきりしない薬剤の長期漫然投与

症例

80歳男性．遺伝性痙性対麻痺，排尿障害（自己導尿中），脳梗塞後遺症，血管性認知症，発作性心房細動，高血圧，脂質異常症の診断にてA病院の脳神経外科，循環器内科，泌尿器科に通院中である．10年前に脳梗塞を発症している．現在は自宅内で這って移動する状態である．今回，以前と違って体に力が入りにくい，座位になるときにときどきふらふらするとの訴えにて，自宅近くのB内科病院を受診した．今後は遠方のA病院に通院するのは困難なので，今後はB病院での継続診療を希望している．筋力低下の原因精査と現在の全身状態と病態把握のため入院となった．

処方内容（持参薬）

＜脳神経外科＞
- ガランタミン（レミニール®OD錠 8 mg）1回1錠 1日2回 朝夕食後
- クロピドグレル（プラビックス®錠 75 mg）1回1錠 1日1回 夕食後
- シルニジピン（アテレック®錠 10 mg）1回1錠 1日1回 朝食後
- 一硝酸イソソルビド（アイトロール®錠 20 mg）1回1錠 1日2回 朝夕食後
- フロセミド（ラシックス®錠 20 mg）1回1錠 1日1回 朝食後
- ベラプロスト（プロサイリン®錠 20 μg）1回1錠 1日3回 朝昼夕食後
- ワルファリン（ワルファリンK錠 0.5 mg）1回1.5錠 1日1回 夕食後
- タムスロシン（ハルナール®D錠 0.1 mg）1回1錠 1日1回 朝食後
- パロキセチン（パキシル®CR錠 12.5 mg）1回1錠 1日1回 夕食後

- トリアゾラム（ハルシオン®錠0.25 mg）1回1錠 1日1回 就寝前
- トラゾドン（デジレル®錠25 mg）1回1錠 1日1回 就寝前
- ヒドロキシジン（アタラックス®-Pカプセル25 mg）1回1cap 1日1回 就寝前
- メコバラミン（メチコバール®錠500μg）1回1錠 1日3回 朝昼夕食後
- フェルビナクテープ
- ワクシニアウイルス接種家兎炎症皮膚抽出液（ノイロトロピン®錠4単位）1回2錠 1日2回 朝夕食後
- フルオロメトロン（フルメトロン®点眼液）1日2,3回 両眼

身体診察所見・検査値（入院前の通常時）

血圧 120/80 mmHg，心拍数 68回/分

AST (IU/L)	14	Cre (mg/dL)	0.75
ALT (IU/L)	6	Hb (g/dL)	12.9
γGTP (IU/L)	29	HbA1c (%)	6.8
T-Bil (mg/dL)	1.0	PT-INR	2.16
Na (mEq/L)	142	BNP (pg/mL)	80
K (mEq/L)	2.2	胸部X線	心胸比43%
BUN (mg/dL)	10.1	心電図	虚血性変化なし

処方意図は？

　経過の長い慢性疾患をもつ高齢者は，どうしても内服薬が多くなりがちです．いつ頃，何のためにその薬が開始され，どのような効果が得られているのか，患者さんは理解していることはほとんどなく，処方医自身もそのことを忘れてしまっていたり，担当医が何度も代わっていたりして処方意図・効果がわからない，ということも往々にしてあります．

- 10年前に意識変容にて脳外科を受診し，脳梗塞の診断を受け，その際に発作性心房細動を指摘され，脳塞栓予防のためにワルファリン内服が開始となっています．

- 4年前に視床のラクナ梗塞を発症し，ワルファリンのみでは脳塞栓の予防が不十分と考えられたのでしょう，プラビックス®の内服が追加になっています．
- 9年前から高血圧のためアテレック®が処方されています．同時期からアイトロール®とプロサイリン®が処方されていますが，A病院のカルテにはその処方理由が記載されておらず，処方意図は不明です．
- 胸部不快の訴えで狭心症を疑ってアイトロール®が処方されたのでしょうか？高齢者の胸部不快の訴えに明確な根拠なく亜硝酸薬が処方されることがよくあるようです．
- プロサイリン®は慢性閉塞性動脈硬化症（arteriosclerosis obliterans：ASO）による症状に使用されますが，患者さんの末梢血管の拍動は良好でASOはみられません．脳梗塞（脳塞栓）発症の翌年から処方がはじまっていますから，抗血小板作用による脳梗塞予防として処方されたのでしょうか．
- 現在，心不全はないようです．9年前にラシックス®が開始になっていますが，ときどき足がむくむという訴えで開始になっているようです．このためにいつも低K血症傾向であり，今回は2.2 mEq/Lと著明な低値となっているようです．
- 2年前からやや抑うつ的であるとの判断で，パキシル®が処方されています．脳梗塞後遺症患者さんに抑うつ傾向がみられるのはよくあることです．
- 物忘れがあるため，3年前からレミニール®が開始になっていますが，認知機能の評価は行われていないようです．
- 5年前から内科でハルナール®が処方されています．排尿障害の訴えに対してだと思われますが，すでにこの時点で定期的な自己導尿が泌尿器科で指導されています．
- 1年前にときどき左下肢から臀部が痛むことがあると訴え，ノイロトロピン®が開始になっています．

処方内容をどう考える?

　慢性疾患の自然経過中には，薬剤の効果が得られなくなっている状態や，反対に巣での症状が改善していて薬剤が不要になっている状態があります．また，高齢者の訴えははっきりしないことが多く，訴えの評価が困難で原因を明確にできないことが多いと思います．このためか，安易に薬が処方される傾向があるように思います．そして，長期に継続受診し病院担当医が何人も代わると，薬の処方意図を確認するのが困難になり，そのまま継続処方になってしまうことが多々あります．

　処方内容の見直しをする何らかのきっかけをつくるようにして，薬を整理する必要があります．担当医が代わるとき，入院したとき，などがその1つになりますが，長期服用の薬を患者さんの考えを十分に考慮して話し合いながら整理する必要があります．

- ワルファリンとプラビックス®の併用は出血の危険性を高めます．現在，PT-INRの値は良好に保たれていますので，抗凝固療法はワルファリンの内服のみでよいでしょう．ワルファリンよりもNOAC（non-vitaminK antagonist oral anticoagulants）の方が安全性が高いとされるかもしれませんが，これまで長くワルファリンで十分なコントロールができていたので，特段の理由がない限りNOACに変更するほどの大きな差はないでしょう（→sidenote）．
- 脳塞栓の予防にプロサイリン®とワルファリンの併用は意味がないうえに，出血のリスクも高めます．プロサイリン®は中止するのがよいと思います．
- アイトロール®の処方理由がはっきりしません．これまではっきりした狭心症症状はなく，心電図変化もありません．亜硝酸薬は，明確な治療目的がなく漫然と処方され続けていることが多くみられます．中止するのはためらわれることが多い場合もあるのですが，ひとまずニトログリセリン（ニトロペン®）の頓用に変更して症状の経過をみ

第7章　医師視点でみた多剤併用

sidenote 抗血小板薬と抗凝固薬

血栓は動脈と静脈の両方に生じ，それぞれ動脈血栓と静脈血栓と呼ばれます．動脈血栓の代表は心筋梗塞や脳梗塞であり，静脈血栓の代表は深部静脈血栓症・肺塞栓や心房細動時の心房内血栓です．動脈血栓は障害のある血管内皮に血小板が付着して生じるため，その予防のためには抗血小板薬が使用されます．一方，静脈血栓は血流停滞がある所に凝固系の活性化が加わり生じるため，その予防のためには抗凝固薬が使用されます．

抗血小板薬の代表は，トロンボキサンA_2合成阻害薬であるアスピリンとADP受容体拮抗薬であるクロピドグレルです．アスピリンはシクロオキシゲナーゼ（COX-1）を不活化することでトロンボキサンA_2産生を抑制し血小板凝集を抑制します．クロピドグレルは血小板膜のADP受容体$P2Y_{12}$に結合して血小板活性を抑制します．

経口抗凝固薬の代表はワルファリンです．ワルファリンはビタミンK依存性凝固因子の生成を抑制して抗凝固作用を示します．

sidenote NOAC（novel oral anti coagulants，新規抗凝固薬）

抗凝固薬は長らくワルファリンしかありませんでしたが，2011年からNOACと呼ばれる薬が使用可能となりました．もう新規とはいえないとの議論もあり，非ビタミンK阻害経口抗凝固薬（non-vitamin K antagonist oral anticoagulants）と呼ばれるようにもなっています．

ワルファリンは，効果発現・中止後の凝固能正常化までの時間が長い，食事や他薬の影響を受けやすい，頻回の血液検査にて用量調整する必要がある，出血のリスクがある，などの課題がありますが，NOACではこれらが一定程度解消されており，出血性イベント，とくに頭蓋内出血がワルファリンに比べて有意に少ないことが明らかになっています．このため，臨床現場ではNOACがワルファリンにとって代わるようになっています．

現在使用できるのは，直接型トロンビン阻害薬であるダビガトラン，直接型Xa因子阻害薬であるリバーロキサバン，アピキサバン，エドキサバンの4つ種類があり，それぞれの特徴によって使い分けが提案されています．

てみるのもよいでしょう.

- ラシックス®は,足のむくみを訴える患者さんに心不全の証拠がないままに処方されていることがよくみられます.これによって低K血症をきたし,筋力低下の症状を訴えていると思われますので,直ちに中止するのがよいでしょう.

- 高齢者の物忘れは,病的なものかどうか慎重に判断して認知症治療薬の必要性を判断すべきです.認知症治療薬は安易に処方される傾向があるように思われます.処方時に認知機能の検査は行われておらず,また,物忘れによって日常生活に支障をきたしているとの記載はありません.また,体がだるいと患者さんは訴えていますが,よく聞いてみると眠気があってだるいようです.低K血症による症状に加え,レミニール®の副作用の眠気があるようです.いったんレミニール®は中止して,再度認知機能を評価し,少量から再開することを検討するのがよいでしょう.

- 定期導尿が行われており,そのことを十分にわかっていなかった内科担当医から処方されているハルナール®は,中止がよいでしょう.患者さんは這って室内を移動していますが,ふらふら感は,座位になるときに低血圧が生じているならハルナール®の影響があるのかもしれません.

- ときどき生じる下肢痛に対して,きちんとした評価をせずノイロトロピン®,メチコバール®が処方されているようです.現在,疼痛の訴えは消失していますので,この2剤はいったん中止してよいでしょう.

★ 筋力低下の訴えは,利尿薬などによる低K血症が原因となっている可能性も考慮する.

具体的にはどうする?

- アテレック®錠 10 mg 1回1錠 1日1回 朝食後
- ワルファリンK錠 0.5 mg 1回1.5錠 1日1回 夕食後

- パキシル®CR錠 12.5 mg 1回1錠 1日1回 夕食後
- ハルシオン®錠 0.25 mg 1回1錠 1日1回 就寝前
- デジレル®錠 25 mg 1回1錠 1日1回 就寝前
- アタラックス®-Pカプセル 25 mg 1回1cap 1日1回 就寝前

外用薬は継続

医師への提案

- 処方理由がはっきりしないで漫然と継続処方されている薬が多いことを伝えます．個々の薬の処方理由を推察し，過去にその症状があったのかどうか患者さんに確認して，症状がない，または現在は全く症状がない，ということなら薬剤の中止を勧めるのが望ましいことを伝えます．
- 入院後は前述の薬剤のみにしてみて，しばらく患者さんの状態を観察することを勧めます．
- また，これまでの抑うつ状態の経過，および睡眠状況について患者さんから詳しく病歴聴取し，抗うつ薬，睡眠導入薬の減量についても慎重に検討することを勧めます．

〈宮田靖志〉

第7章 医師視点でみた多剤併用

Case 8 腎機能低下患者へのエビデンスのない薬剤の漫然投与

症例

97歳男性．10年前，胸部不快感，動悸の訴えがあり，狭心症，不整脈の診断を受け，A病院内科の通院を開始した．翌年，脳ドックを受診し，多発性脳梗塞を指摘されパナルジン®の内服がはじまった．4年前に視野障害の訴えで同院の脳神経外科を受診し，後頭葉の脳梗塞の診断を受けた．その際に実施したMRアンギオグラフィー検査にて左中大脳動脈の狭窄を指摘されている．脳神経外科に定期通院することになり，内科での処方薬はまとめて処方してほしいとの患者の希望があり，その後はすべての内服薬を脳神経外科担当医から処方されている．今回，倦怠感の症状でA病院内科を受診した．

処方内容（持参薬）

＜脳神経外科＞
- 酸化マグネシウム（マグミット®錠 330 mg）1回1錠 1日3回 朝昼夕食後
- テプレノン（セルベックス®カプセル 50 mg）1回1cap 1日3回 朝昼夕食後
- 一硝酸イソソルビド（アイトロール®錠 20 mg）1回1錠 1日2回 朝夕食後
- プロプラノロール（インデラル®錠 10 mg）1回1錠 1日2回 朝夕食後
- アロプリノール（ザイロリック®錠 100 mg）1回1錠 1日1回 朝食後
- テルミサルタン/アムロジピン（ミカムロ®配合錠AP）1回1錠 1日1回 朝食後
- アムロジピンOD錠 2.5 mg 1回1錠 1日1回 朝食後
- シロスタゾール（プレタール®OD錠 100 mg）1回1錠 1日2回 朝夕食後

- ロスバスタチン（クレストール®錠 2.5 mg）1回1錠 1日1回 夕食後
- モサプリド（ガスモチン®錠 5 mg）1回1錠 1日3回 朝昼夕食後
- 麻子仁丸 1回2.5 g 1日2回 朝夕食前（プルゼニド®から変更）
- 炭酸水素ナトリウム・無水リン酸二水素ナトリウム（新レシカルボン®坐剤）1回1個 頓用 便秘時
- 硝酸イソソルビド（ニトロール®錠 5 mg）1回1錠 頓用 胸痛時

身体所見，検査値（入院前の通常時）

血圧 100/48 mmHg，心拍数 48回/分

AST (IU/L)	19	LDLコレステロール (mg/dL)	102
ALT (IU/L)	12	尿酸 (mg/dL)	6.8
γGTP (IU/L)	22	Hb (g/dL)	10.6
T-Bil (mg/dL)	0.4	HbA1c (%)	5.6
Na (mEq/L)	145	心電図	心拍数48回/分，左室肥大あり，虚血性変化なし
K (mEq/L)	5.1	胸部X線	心拡大なし
BUN (mg/dL)	19.0	心エコー検査	壁運動の低下なし，左室壁肥厚あり
Cre (mg/dL)	1.4		

処方意図は？

　10年前からのカルテが残っていたので，カルテ記載からこれまでの担当医の処方意図を推測しました．病院医師は転勤することが多いため，古い時期から継続されている薬が処方されたきっかけを担当医から直接聞くことができないことが多いのが現状です．また，患者さん，特に高齢者は，なぜその薬の処方がはじまったか覚えていないことが多いものです．漫然と継続処方が続いていることの原因の1つが，このような理由により処方意図を確認できないということによります．

- 狭心症の疑いでアイトロール®が処方されています．きっかけは1時間続く胸部不快であったようです．当初は頓用でしたが，その後定期

内服になっています.

- 動悸の訴えの際に，心電図で心室性期外収縮があり，アテノロール（テノーミン®）が開始され，その後の心電図にて3段脈があり，インデラル®に変更されています．その後もときどき動悸を訴えています．
- 脳ドックで多発性脳梗塞の診断をされたときにザイロリック®の処方がはじまっています．当時の尿酸値は不明です．痛風発作は起こしたことはないようです．
- 後頭葉の脳梗塞発症時にチクロピジン（パナルジン®）からプレタール®に変更されています．パナルジン®で効果が不十分と考えたのかもしれません．
- 脳梗塞発症時からクレストール®が開始になっています．このときのLDLコレステロールは120 mg/dLでした．コレステロールのさらなる低下による脳梗塞の予防効果を期待したのでしょうか．
- 時に胃部不快の訴えがあるため，セルベックス®，ガスモチン®が処方されています．
- 10年前からの便秘のため，マグミット®，プルゼニド®が処方されていましたが，症状が改善しないため，プルゼニド®は麻子仁丸に変更され，新レシカルボン®坐剤も追加されています．

処方内容をどう考える？

　病態を明らかにしないまま，症状緩和を目的に漫然と薬が処方されることがあります．特に，長期に内服する必要のある薬は，その適応となる病態をしっかりと評価したうえで処方すべきです．またその際に選択する薬剤はエビデンスのあるものにすべきなのは当然のことですが，作用機序から考えて効果がありそうと勝手に解釈して，エビデンスの明らかでない薬が選択されていることがあります．

- 倦怠感は低血圧，徐脈の可能性があります．ミカムロ®，アムロジピン，インデラル®がこれらに影響していると思われます．インデラル®を中止して徐脈の改善の経過をみてみます．また血圧が少し上昇してくるかにも注意を払います．血圧が上昇してこないようなら，アムロジピンは中止します．

> **Point** ★ 倦怠感の訴えは，薬剤の副作用としての低血圧や徐脈の可能性も考慮する．

- 高齢者の胸部不快感に対して，アイトロール®が処方されていますが，とりあえず亜硝酸薬の頓用で様子をみて，多少の効果があれば定期内服することが多いように思います．確かに高齢者の狭心症の訴えは非定型的なことが多いのは事実ですが，安易に亜硝酸薬を処方すると，その後生涯にわたって継続内服することになることがよくみられます．前医から患者を引き継いだ担当医は，狭心症薬を中止することをためらうことが多いため，なかなか中止されることはありません．本例での処方は評価が全くなされていませんので，適切とは言い難いでしょう．とはいえ，一度に中断するのは，やはり何となくためらわれます．ニトロール®の頓用のみ継続することにします．

- プレタール®が脳梗塞予防に使用されています．抗血小板薬による脳梗塞予防にはアスピリンが使用されます．アスピリンに変更したいところです．アスピリンによる胃粘膜障害にプロトンポンプ阻害薬を使用すべきかどうかは議論のあるところです．プロトンポンプ阻害薬自体，長期内服ではさまざまな副作用があります．これらを勘案すると，これまでプレタール®内服でやってきたので，いまさら変更する勇気が出ないのが正直なところです．

- クレストール®は，動脈硬化抑制の目的でよかれと思って処方されたのでしょうが，このような理論的な方法だけでの処方はよくありません．現在のところ，正常のLDLコレステロールをさらに低下させて脳梗塞の発症を予防するという治療戦略は正しくありません．

- ザイロリック®処方時におそらく尿酸が少し高かったのだと思いますが，それまでに痛風発作は発症していませんので，無症候性高尿酸血症に対してザイロリック®が処方されていることになります．無症候性高尿酸血症の治療についてはいろいろな議論があるようですが，一般には治療対象とはなりません．ザイロリック®は中止したうえで，再度尿酸値を測ってみることでよいでしょう．
- 胃の不快感に対してはガスモチン®が処方されていますので，セルベックス®は不要です．胃ディスペプシアによる症状に対してガスモチン®で効果がないようなら，胃酸分泌抑制薬を追加するのがよいでしょう．
- 慢性腎機能障害がありますので，マグミット®の使用には注意が必要です．Mg濃度を測定して上昇しているようなら減少すべきです．今後，腎機能低下が進行することも考えられますので，排便状態を詳しく聴取して，可能ならあらかじめ減量しておくのがよいでしょう．

具体的にはどうする？

- マグミット®錠 330 mg 1回1錠 1日2回 朝夕食後（減量しました）
- ミカムロ®配合錠AP 1回1錠 1日1回 朝食後
- （アムロジピンOD錠 2.5 mg 1回1錠 1日1回 朝食後）
- プレタール®OD錠 100 mg 1回1錠 1日2回 朝夕食後
- ガスモチン®錠 5 mg 1回1錠 1日3回 朝昼夕食後
- 麻子仁丸 1回2.5 g 1日2回 朝夕食前（プルゼニド®から変更）
- 新レシカルボン®坐剤 1回1個 頓用 便秘時
- ニトロール®錠 5 mg 1回1錠 頓用 胸痛時

医師への提案

- 腎機能が低下しており，薬剤の投与には特に慎重になる必要があることを伝えます．

- 処方理由のはっきりしない薬剤，根拠のない使用法の薬剤，効果の似たような薬剤の重複，腎機能低下時に特に注意をすべき薬剤が，処方されていることを伝えます．
- 最も急を要するのは，インデラル® による徐脈ですので，これを直ちに中止し，これをきっかけに，すべての薬剤の見直しを一緒に検討すること勧めます．

〈宮田靖志〉

索引

欧文

A〜C

α遮断薬	188
ACE 阻害薬	78
ARS (anticholinergic risk scale)	46
ASO (arteriosclerosis obliterans)	236
Beers 基準	15
Ccr	148
Child-Pugh 分類	133
CKD-MBD	110
Cockcroft-Gault の式	149
COX-2 選択的阻害薬	156
CYP	64
CYP2D6 阻害作用	57
CYP450 誘導	65

D〜H

DAPT	40
DES	40
DPP-4 阻害薬	82, 202
Du Bois の式	149
DVT	159
eGFR	149
GFR	148
GFR 推算式	147
H_2 ブロッカー	51, 107
HIT	158

K〜N

KCL 製剤	99
K 保持性利尿薬	188
LDL コレステロール	180
L-アスパラギン酸カルシウム	105, 151, 168
MCV	98
MTX	105
MUS (medically unexplained physical symptom)	217
NOAC	237
NSAIDs	54, 156

P〜T

Payne の補正式	138
PIM	15
PSA	180
PSL	105
PTH	110
QT 延長	58
SGLT2 阻害薬	82
SIADH	70, 72
STOPP	15
SU 薬	82
TG (トリグリセリド)	180

和文

あ

亜鉛	128
アカシジア	226
アカルボース	132, 220
悪性腫瘍	153
足のむくみ	225
亜硝酸薬	237, 244
アジルサルタン	158, 220

アスピリン	22, 39, 43, 77, 81, 102, 198
アセトアミノフェン	40, 62, 101, 109, 115, 151
アセトアミノフェン・トラマドール	105
アゼルニジピン	115
アゾール系抗真菌薬	122
アゾセミド	43, 198
アトバコン	86, 144
アドヒアランス	18
アトルバスタチン	216
アベロックス	32
アムホテリシンB	87, 120
アムロジピン	50, 62, 68, 87, 90, 102, 137, 158, 168, 206, 241
アリピプラゾール	221
アルファカルシドール	50, 86, 105, 115, 137, 144, 151
アルブミン	142
アルブミン結合型薬剤	98
アルプラゾラム	221
アルミニウム	88
アレンドロン酸	120, 132, 197, 221
アログリプチン	22, 34
アロプリノール	62, 126, 140, 241
アンジオテンシンⅡ受容体拮抗薬	78
アンモニア値	31

い・う

医学的に説明のできない身体症状	217
胃薬	166
イコサペント酸エチル	44
胃全摘	141
イソソルビド	39
一硝酸イソソルビド	205, 234, 241
胃ディスペプシア	245
易怒症状	173
イフェンプロジル	115
イミダフェナシン	216
イミダプリル	77, 126
イルベサルタン	81
インスリン	30, 40, 82, 120, 202
インスリンリスプロ混合製剤	198
ウラピジル	189
ウルソデオキシコール酸	30, 50, 76, 90, 140

え

エスゾピクロン	35
エスタゾラム	68
エゼチミブ	101
エソメプラゾール	39, 53, 81, 86, 144, 151
エチゾラム	216
エドキサバン	90
エナラプリル	210
エパルレスタット	40, 220
エピナスチン	127
エビプロスタット配合錠	211
エペリゾン	115, 132, 137
エホニジピン	180
エルデカルシトール	68, 221
エルトロンボパグ・オラミン	140
塩化カリウム	96, 220
塩化ナトリウム	76
エンシュア・リキッド	140, 216
エンテカビル	144

お

嘔気	102
横紋筋融解症	36, 103
オキシコドン	101
オキシトロピウム	76
オメプラゾール	96, 210
オルメサルタン	101, 108, 115, 198
オレキシン受容体	124
オロパタジン	23, 35

か

介護抵抗	187
咳嗽	77
過活動膀胱	48, 54
核酸アナログ製剤	145
下肢の痛み	213

過鎮静	167		グルコン酸カリウム	86, 144
葛根湯	229		クレアチニン	146
活性型ビタミンD製剤	138		クレアチニンクリアランス	148
下腹部痛	217		クロチアゼパム	22, 56, 115
ガランタミン	234		クロナゼパム	140
カリウム製剤	99, 169		クロピドグレル	43, 77, 172, 198, 234
カルバマゼピン	198, 221		クロフェダノール	76
カルベジロール	90, 108, 126		クロルプロマジン	221

け

カルボシステイン	144		経口鉄剤	152
眼圧上昇	156		桂枝加芍薬湯	229
肝機能障害	133		桂枝茯苓丸	206
肝機能低下	31		経腸栄養剤	168
肝硬変	31		傾眠	167
肝細胞がん	76		下剤	166, 167
カンジダ菌血症	144		血清Ca	138
肝障害	134		血清K	212
癌性疼痛	102		血清P	110, 128
関節リウマチ	106		血清補正Ca	110
甘草	117		血栓塞栓症	160
カンデサルタン	90, 137, 151, 172		血糖管理	82
カンデサルタン・ヒドロクロロチアジド	216		血糖降下薬	31
含糖酸化鉄	96		血糖コントロール	84
			ケトアシドーシス	83

き・く

偽性アルドステロン症	117		下痢	167, 200
狭心症	244		倦怠感	244
胸部不快感	244		ゲンタマイシン	229
起立性低血圧	110		ゲンタマイシン軟膏	197, 198
筋弛緩作用	36, 124		減薬・減量の基本的考え方	10

こ

クアゼパム	229		高Ca血症	139
クエチアピン	186		高K血症	84, 109
クエン酸第一鉄	39, 62, 151, 198		高Mg血症	169
クエン酸第二鉄水和物	126		高P血症	109
グラニセトロン	120		降圧利尿	188
クラリスロマイシン	95		口渇感	77
グリクラジド	30		抗凝固薬	92, 160
グリベンクラミド	210		抗凝固療法	159, 237
グリメピリド	34, 102, 132			
クリンダマイシン	229			

口腔咽頭カンジダ	121
抗血小板薬	199, 244
抗血栓薬	199
抗コリン作用	41, 167, 208
抗コリン薬	46, 54
抗精神病薬	167
抗パーキンソン病薬	47
抗ヒスタミン薬	41, 77, 225
抗利尿ホルモン分泌異常症候群	70
高齢者の安全な薬物療法ガイドライン2015	10
高齢者の処方適正化スクリーニングツール	14
骨折	107
骨粗鬆症	106, 200
コデインリン酸塩1％	198
コルヒチン	140
五苓散	216
コンスタン	32

さ・し

催不整脈作用	57
サラゾスルファピリジン	53
酸化マグネシウム	39, 56, 76, 87, 90, 101, 105, 168, 176, 181, 206, 229, 241
シアノコバラミン	76
糸球体濾過量	148
シクロスポリン	155, 156
ジクロフェナク	34, 35, 53, 198
シクロホスファミド	120
ジゴキシン	181
脂質異常症	181
シスタチンC	147
施設入居者	166
シタグリプチン	43, 50, 102, 198, 210, 220
失語	176
シトクロムP450	66
シナカルセト	108
しびれ	213
ジフェニドール	62
ジベトス	32

ジメチコン	229
芍薬甘草湯	116
ジャヌビア	102
住居型施設	166
重質酸化マグネシウム	186
周術期せん妄	45
重症筋無力症	51
術後貧血	152
消化性潰瘍	54, 107
上限期間	89
硝酸イソソルビド	132, 242
小脳失調	54
静脈炎	99
静脈血栓症	160
食欲低下	167
処方適正化スクリーニングツール	14
徐脈	244
ジルチアゼム	81
シルニジピン	120, 234
シロスタゾール	43, 221, 241
シロドシン	77
心窩部不快感	212
腎機能	148
腎機能障害	117, 156, 214, 245
腎機能低下	97
心筋梗塞	199
神経因性膀胱	44, 181
腎血流障害	156
腎障害	97, 144
腎前性腎不全	97, 156
腎排泄	212
深部静脈血栓症	92
心不全	199
腎不全	212
真武湯	216
心房細動	57, 181

す

推算GFR	149
錐体外路症状	69, 188

睡眠導入薬	231
睡眠薬	123, 124, 166, 167
水溶性ステロイド	96
水溶性プレドニゾロン	96
スクラルファート	87
スタチン	103
ステロイド	51, 54, 64, 107, 121, 128
ステロイド副作用	121
スピロノラクトン	144, 186, 198
スルピリド	221
スルファメトキサゾール	120

せ・そ

正球性貧血	152, 200
生菌製剤	229
咳反射亢進作用	78
セチリジン	56
セベラマー	137
セレコキシブ	155
センナ	221
センナエキス	56, 181
センノシド	34, 50, 53, 101, 105, 120, 126, 173, 177, 211, 221, 229
せん妄	23, 45, 51, 64, 167, 202
前立腺がん	181
ゾピクロン	62
ソラフェニブ	151
ゾルピデム	23, 34, 177

た

第1世代抗ヒスタミン薬	41, 48
ダイアモックス	210
大建中湯	40, 158, 229
退薬症状	37, 117
タクロリムス	87, 120, 127
多系統萎縮症	54
多剤併用の問題点	10
脱力発作	36
タムスロシン	234

炭酸水素ナトリウム・無水リン酸二水素ナトリウム	242
炭酸リチウム	221
ダンピング症候群	141

ち〜て

チアプリド	173, 198
チオトロピウム	56
チザニジン	137
沈降炭酸カルシウム	108, 126
痛風発作	222, 245
ツロブテロール	34
低Na血症	70, 71, 77
低血糖	33, 36, 212
テイコプラニン	95
デキストロメトルファン	101, 115
鉄欠乏性貧血	98, 153
鉄剤	31, 153
デノスマブ	139
テプレノン	210, 216, 241
デュロキセチン	206
テルミサルタン/アムロジピン	241
転倒リスク	51
転倒歴	51

と

透析	109, 128
糖尿病	82
糖尿病性神経障害	200
動脈硬化抑制	244
ドキサゾシン	108
特に慎重な投与を要する薬物のリスト	16, 17
トコフェロール	216
トコフェロールニコチン酸	108, 115, 180
ドネペジル	43
ドパミン受容体遮断作用	69
トホグリフロジン	81
トラセミド	158
トラゾドン	35, 205, 235

トラマドール	86, 228	バルプロ酸	35, 44
トラマドール・アセトアミノフェン	215	パロキセチン	234
トリアゾラム	34, 53, 205, 235	ハロペリドール	181
トリメトプリム	120	パンクレアチン	50
トレドミン	32	バンコマイシン	97, 145
トロキシピド	205	半消化態栄養剤	170
ドンペリドン	90, 216	反跳性不眠	25, 125
		ハンチントン病	181

な〜の

ナフトピジル	56
2型糖尿病	31
ニコランジル	39, 210
ニザチジン	186
二次性貧血	98, 153
二次性副甲状腺機能亢進症	109
ニトラゼパム	68, 198, 229
ニフェジピン	77, 108, 126
乳酸アシドーシス	135
尿酸降下薬	199
尿閉	54, 186
認知機能	167
認知症	45
認知症治療薬	239
ノイロトロピン	109, 235
脳梗塞予防	244
脳塞栓	235

ひ

ピオグリタゾン	22, 77
ビオスリー	205
ビオフェルミンR	44
ビカルタミド	181
ビキサロマー	108
脾機能の亢進	31
ビグアナイド薬	31, 82
ピコスルファートナトリウム	127
ビ・シフロール	32
ビスフォスフォネート製剤	139
ビソプロロール	77, 87
ピタバスタチン	22, 50, 132
ビタミンD	138
ビタミン製剤	166
ビタメジン	109
ヒドロキシジン	39, 221, 235
ヒドロコルチゾン	229
皮膚症状	167
非ベンゾジアゼピン系薬	51, 124
ピリドスチグミン	137
ピルシカイニド	181
ビルダグリプチン	81, 132, 155
ピルフェニドン	76
ピレノキシン	23, 76
貧血	31, 152
頻尿	54, 182

は

パーキンソニズム	226
パーキンソン症状	54
肺塞栓症	160
排尿困難	54, 188
排尿障害	44, 57
排便コントロール	128
バクロフェン	228
八味丸	216
バルーンカテーテル	187
バルサルタン	22, 180
バルサルタン・アムロジピン	210
ハルシオン	32

ふ

ファモチジン	50, 62, 155, 181, 206
フェキソフェナジン	76, 221

索引

フェソテロジン	206
フェニトイン	140, 142
フェニトイン中毒	140
フェニトインの補正値	143
フェブキソスタット	155, 198, 220
フェリチン	98
フェルビナクテープ	235
副腎皮質ステロイド	200
副腎不全	64, 201
腹水	142
腹水貯留	31
服薬管理能力の把握	17
浮腫	77
ブシラミン	34
不随意運動	183
ブチルスコポラミン	215
ブデソニド・ホルモテロール	56
ブプレノルフィン	228
ブホルミン	30
プラスグレル	39
プラゾシン	210
プラバスタチン	181
プラミペキソール	221
プラリア	139
ブリモニジン	155
フルオロメトロン	76, 235
フルチカゾン	221
フルニトラゼパム	34, 87, 120, 221, 229
フルボキサミン	221
フレイル	15
フレカイニド	56
プレガバリン	35, 198
プレドニゾロン	50, 53, 62, 87, 96, 105, 126, 140, 155, 197
プレドニゾロンコハク酸エステル	95
プロカテロール	76
プロクロルペラジン	101
フロセミド	30, 77, 140, 144, 220, 234
ブロチゾラム	50, 126
プロトンポンプ阻害薬	107, 169, 213
プロピベリン	43, 53, 181
プロプラノロール	241
ブロムペリドール	68
プロメタジン	229
ブロモバレリル尿素	221
分岐鎖アミノ酸製剤	30

へ

併用禁忌	57
ベーチェット病	141
ベタメタゾン	120, 144, 155, 229
ヘパリン起因性血小板減少症	158
ヘパリンブリッジ	160
ヘパリン類似物質	197, 229
ベポタスチン	221, 229
ベラパミル	56, 144
ベラプロスト	234
ベリチーム	50, 215
ペロスピロン	35
ベンゾジアゼピン系薬	24, 36, 51, 117, 232
ベンゾジアゼピン受容体	124
便秘	102, 128, 167

ほ

防風通聖散	220
訪問診療	166
暴力抑制	187
ボグリボース	30, 101
補正Ca濃度	138
補中益気湯	216
発作性心房細動	235
ポラプレジンク	127
ポリスチレンスルホン酸ナトリウム	108, 120

ま～む

マグネシウム中毒	208
麻子仁丸	242
末梢循環障害	181
麻薬	102

253

慢性腎不全	212	ラベプラゾール	43, 77, 90, 101, 115, 126, 140
慢性疼痛	232	ラメルテオン	35, 198
慢性疼痛性障害	230	ランソプラゾール	68, 105, 120, 168, 176, 198
慢性副鼻腔炎	97	リシノプリル	186
慢性閉塞性動脈硬化症	236	リセドロン酸	62
漫然投与	166	離脱症状	25, 124
ミカファンギン	144	リドカイン	137
ミソプロストール	87	リナグリプチン	86
ミノサイクリン	197, 198	利尿薬	78, 199, 225
ミヤBM	87, 95, 144	リファンピシン	62
ミラベグロン	56	リマプロスト・アルファデクス	116, 206, 211
無症候性高尿酸血症	225, 245	硫酸鉄	30
むずむず足症候群	226	リン吸収抑制薬	128
		リン吸着薬	110

め・も

メコバラミン	62, 108, 137, 176, 229, 235
メスナ	120
メテノロン	127
メトクロプラミド	95
メトトレキサート	105
メトホルミン	81, 102, 132, 135, 202
メナテトレノン	173
メマンチン	172, 186
メラトニン受容体	124
モサプリド	43, 87, 211, 242
もち越し効果	123
モルヒネ	102
モンテルカスト	34, 115

る〜わ

ルネスタ	32
ルビプロストン	229
レバミピド	34, 68, 77, 198, 206, 228
レボセチリジン	206, 221, 229
レボチロキシン	34, 151
レボドパ・カルビドパ	22, 221
レボメプロマジン	35
ロキソプロフェン	127, 140, 228
ロサルタンカリウム	132
ロスバスタチン	77, 81, 86, 101, 115, 242
ロペラミド	140, 198, 216
ロラゼパム	90, 205, 221
ワルファリン	56, 87, 158, 234

や〜よ

薬剤起因性老年症候群	14
薬物血中濃度	142
葉酸	105
腰椎圧迫骨折	173
抑肝散	186

ら・り

酪酸菌製剤	172
ラクツロース	30
ラクナ梗塞	236

編者プロフィール

平井みどり

神戸大学医学部附属病院 教授・薬剤部長（編集時点）

昭和26年兵庫県生まれ．昭和49年京都大学薬学部卒業，薬剤師免許取得．昭和60年神戸大学医学部卒業，医師免許取得．平成2年医学博士．神戸大学医学部附属病院薬剤部，京都大学医学部附属病院薬剤部を経て平成7年神戸薬科大学助教授．平成14年同教授．平成19年より現職．薬剤師の持つ能力と可能性を，医療の中でどう活用すべきかについて，常に考えています．薬物治療に主体的に関わる薬剤師の，具体的な活動に生かすべく本書を作成しました．他の医療職が「薬」に関わる負担を減らし，それぞれの職種の活動に専念することで，治療の質が向上し，患者さんの幸せに繋がると信じています．

ここからはじめる！
薬剤師が解決するポリファーマシー
症例から学ぶ、処方適正化のための介入のABC

2016年10月20日 第1刷発行	編 集	平井みどり
	発行人	一戸裕子
	発行所	株式会社 羊 土 社
		〒101-0052
		東京都千代田区神田小川町2-5-1
		TEL　　03（5282）1211
		FAX　　03（5282）1212
		E-mail　eigyo@yodosha.co.jp
		URL　　www.yodosha.co.jp/
© YODOSHA CO., LTD. 2016 Printed in Japan	装 幀	渡邉雄哉（LIKE A DESIGN）
	カバーイラスト	加納徳博
ISBN978-4-7581-0934-5	印刷所	日経印刷株式会社

本書に掲載する著作物の複製権，上映権，譲渡権，公衆送信権（送信可能化権を含む）は（株）羊土社が保有します．
本書を無断で複製する行為（コピー，スキャン，デジタルデータ化など）は，著作権法上での限られた例外（「私的使用のための複製」など）を除き禁じられています．研究活動，診療を含み業務上使用する目的で上記の行為を行うことは大学，病院，企業などにおける内部的な利用であっても，私的使用には該当せず，違法です．また私的使用のためであっても，代行業者等の第三者に依頼して上記の行為を行うことは違法となります．

JCOPY ＜（社）出版者著作権管理機構 委託出版物＞
本書の無断複写は著作権法上での例外を除き禁じられています．複写される場合は，そのつど事前に，（社）出版者著作権管理機構（TEL 03-3513-6969，FAX 03-3513-6979，e-mail：info@jcopy.or.jp）の許諾を得てください．

羊土社のオススメ書籍

薬剤師のための 薬物療法に活かす 検査値の読み方 教えます！

検査値から病態を読み解き、
実践で活かすためのアプローチ

野口善令／編

検査値がなぜ異常値を示すのかを，病態，患者背景，処方薬の影響をふまえて解説．症例をもとにした解説で，処方提案に向けた具体的なアプローチがわかる！
検査値異常を来しやすい薬剤や鑑別疾患など，基礎知識も充実！

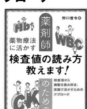

■ 定価（本体3,200円＋税）　■ A5判
■ 263頁　■ ISBN 978-4-7581-0933-8

薬剤師のための 動ける！救急・災害 ガイドブック

在宅から災害時まで、
いざというときの適切な処置と役割

平出　敦，田口博一，窪田愛恵／編

もしも薬局内で人が倒れたら…ケガ人が来たら…適切に対処できますか？本書では，バイタルサインの確認から心肺蘇生，応急処置，災害時の役割まで，薬剤師でもマスターしておきたい実践的な救急スキルを解説します．

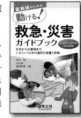

■ 定価（本体2,700円＋税）　■ B6変型判
■ 175頁　■ ISBN 978-4-7581-0932-1

類似薬の 使い分け 改訂版

症状に合った薬の選び方と
その根拠がわかる

藤村昭夫／編

大好評書の改訂版！よく出会う疾患別に，類似薬の特徴と使い方の違いを比較して解説．類似薬が一覧できる分類図や豊富な症例も掲載し，患者に合った適切な使い分けがわかる！

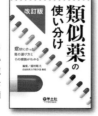

■ 定価（本体3,700円＋税）　■ A5判
■ 342頁　■ ISBN 978-4-7581-1753-1

症状と患者背景にあわせた 頻用薬の 使い分け 改訂版

藤村昭夫／編

頭痛や不眠，めまいなど，よく出合う症状別に頻用する薬の特徴を比較して解説．患者の年齢や基礎疾患，本人の希望などあらゆる状況を考慮した薬選びのコツがよくわかる．処方例も充実し日常診療にすぐ活かせる一冊！

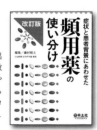

■ 定価（本体3,600円＋税）　■ A5判
■ 333頁　■ ISBN 978-4-7581-1779-1

発行　羊土社 YODOSHA　〒101-0052　東京都千代田区神田小川町2-5-1　TEL 03(5282)1211　FAX 03(5282)1212
E-mail：eigyo@yodosha.co.jp
URL：www.yodosha.co.jp/

ご注文は最寄りの書店、または小社営業部まで